Hefte zur Unfallheilkunde
Beihefte zur Zeitschrift „Unfallheilkunde/
Traumatology"

Herausgegeben von J. Rehn und L. Schweiberer

135

M. Weinreich

Der Verkehrsunfall des Fußgängers

Ergebnisse einer Analyse von 2000 Unfällen

Mit 38 Abbildungen

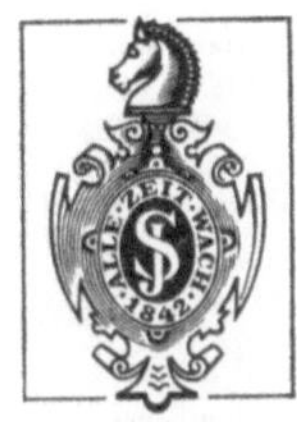

Springer-Verlag
Berlin Heidelberg New York 1979

Reihenherausgeber

Prof. Dr. Jörg Rehn, Chirurgische Klinik und Poliklinik
der Berufsgenossenschaftlichen Krankenanstalten „Bergmannsheil"
Hunscheidtstraße 1, D-4630 Bochum

Prof. Dr. Leonhard Schweiberer, Direktor der Abteilung für Unfallchirurgie der Chirurgischen Universitätsklinik, D-6650 Homburg/Saar

Autor

Dr. med. Manfred Weinreich
Unfallchirurgische Klinik, Städtisches Krankenhaus
Holwedestraße 16, D-3300 Braunschweig

Unter Mitarbeit von

Dr.-Ing. Harald Schimkat
Abteilung Forschung Fahrzeugtechnik
Volkswagen AG., D-3180 Wolfsburg

ISBN 978-3-540-09217-9   ISBN 978-3-642-52199-7 (eBook)
DOI 10.1007/978-3-642-52199-7

CIP-Kurztitelaufnahme der Deutschen Bibliothek.
Weinreich, Manfred: Der Verkehrsunfall des Fußgängers: Ergebnisse e. Analyse von 2000 Unfällen / M. Weinreich. -
[Unter Mitarb. von: Harald Schimkat]. - Berlin, Heidelberg, New York: Springer, 1979.

Vorwort

Neben dem ständig stärker dominierenden Fahrzeugverkehr verlor der Fußgänger vor allem in Großstädten immer mehr den Status eines gleichberechtig-
ten·Partners, in der Sicht mancher Autofahrer geriet er gar in die Rolle eines
Verkehrshindernisses. Die hohen Zahlen von Fußgängerunfällen wurden
jahrelang merkwürdig wenig kommentiert hingenommen.

Wirklich erfolgreiche Maßnahmen zur Verbesserung der Situation des Fußgängers im Straßenverkehr lagen bislang nur auf legislativem oder administra-
tivem Gebiet. Insbesondere die Einführung des innerörtlichen Tempolimits
führte zu einem deutlichen Rückgang der Unfallzahlen und reduzierte sicher
auch die Schwere der Fußgängerverletzungen. Auch die Einrichtung von Fuß-
gängerüberwegen hat nach Überwindung anfänglicher Schwierigkeiten wesentlich zum Schutz des Fußgängers beigetragen, ebenso die Trennung des Fahr-
zeug- und Fußgängerverkehrs durch Schaffung von Fußgängerzonen vor-
nehmlich in den Stadtkernen.

Derzeit laufen in allen Industriestaaten Forschungsprogramme um nunmehr
auch auf biomechanischem Sektor Ansatzpunkte und Wege für eine Verbesserung der Fußgängersicherheit und eine Milderung der Fußgängerverletzungen
zu finden. In den USA ist der Verkehrsunfall des Fußgängers von der National
Highway Traffic Safety Administration zu einem der fünf wichtigsten For-
schungsthemen für die nächsten fünf Jahre erklärt worden.

Im unfallchirurgischen Klinikbetrieb ist der im Straßenverkehr verunglückte
Fußgänger meist eindeutig als solcher zu erkennen. Typische Lokalbefunde
einer Verletzung, die Art der Kombination komplexer Verletzungszustände
und sonstige Daten vereinigen sich in fast allen Fällen zu einem charakteristischen Gesamtbild, das auch dieser Unfallkategorie eine spezifische Prägung gibt. Dieses Bild aus medizinischer Sicht umfassend zu beschreiben ist
das Ziel dieser, auf die Auswertung von 2000 Fahrzeug-Fußgängerunfällen
gestützten Untersuchung. Die Untersuchungsergebnisse werden dem Unfall-
chirurgen in manchen Punkten eigene Erfahrungen bestätigen und durch
exakte Daten untermauern. Die Arbeit wendet sich auch an die Ingenieure
der Kraftfahrzeugtechnik. Sie soll dazu beitragen, zwischen experimentell
und rechnerisch ermittelten Ergebnissen und dem Bild des realen Unfalls
die Verbindung herzustellen. Mit der vorliegenden Untersuchung wird außerdem angestrebt, Verkehrstechnikern und Verkehrsbehörden verwertbare Daten aus dem unfallmedizinischen Bereich zu liefern.

Januar 1979   Manfred Weinreich

Inhaltsverzeichnis

Einleitung

Im Mittelpunkt der biomechanischen Forschung stand bislang der Autoinsasse. Die Erkenntnis, daß seine Unfallverletzungen nicht regellos und zufällig sind, vielmehr in spezifischer Form aus der Unfallmechanik resultieren, führte im Automobilbau zu neuen Konstruktionsprinzipien und zur Einführung schützender Systeme, durch die die aktive und passive Sicherheit der Fahrzeuge wesentlich erhöht wurde.

Demgegenüber steht der Fußgänger noch im Abseits. Zwar bedrohen ihn Galionsfiguren und kantiges Styling nicht mehr so direkt wie früher, jedoch sind mit der Entschärfung des gefährlichen Details die Möglichkeiten des Fußgängerschutzes sicher nicht erschöpft, weitere Forschungen werden wahrscheinlich zu grundsätzlicheren Schutzprinzipien in der Gesamtkonzeption der Kraftfahrzeuge führen.

Während für den Autoinsassen die Rate der Unfälle mit Personenschäden pro Kraftfahrzeug im Laufe der Entwicklung des Kraftfahrzeugverkehrs drastisch zurückgegangen ist, wurde das individuelle Unfallrisiko des Fußgängers bislang nicht entscheidend verringert. Angesichts des erreichten Sicherheitsstandards für die Autoinsassen und der vergleichsweise immer noch schlechten Bilanz der Unfälle des Fußgängers im Straßenverkehr rückt der Fußgänger aus dem bisherigen Bereich der einfachen statistischen Registrierung seines Schicksals jetzt zunehmend in den Vordergrund auch der biomechanischen Forschung.

Der Fußgänger ist der schwächste Partner im Straßenverkehr. Bei Kollisionen mit Kraftfahrzeugen wird die Grenze der ohne Verletzung tolerierten Belastungen schnell überschritten, schon relativ niedrige Anstoßgeschwindigkeiten sind lebensbedrohend. So ergaben Untersuchungen der New Yorker Polizei, daß bei 22% der im Stadtgebiet New York tödlich verunglückten Fußgänger die Geschwindigkeit des kollidierenden Fahrzeuges nur maximal 14 mph (= 22,4 km/h) betragen hatte.

Wieweit und in welcher Form Veränderungen an den Kraftfahrzeugen selbst dazu beitragen könnten, deren hohe Aggressivität gegenüber dem Fußgänger zu verringern, ist bislang noch nicht geklärt. Die Ergebnisse bisheriger experimenteller und rechnerischer Unfallsimulationen zzeigen jedoch Ansatzpunkte für eine Verbesserung des Fußgängerschutzes. So wird es vielleicht möglich werden, durch bestimmte Gestaltung des Fahrzeugbugs von Personenkraftwagen den Bewegungsablauf eines kollidierten Fußgängers innerhalb bestimmter Grenzen gezielt zu beeinflussen, etwa derart, daß der Anprall lebenswichtiger Regionen – z.B. des Kopfes – auf entsprechend präparierte Karosseriezonen gelenkt wird. Alle bisher in den Ansätzen erkennbaren technisch-konstruktiven Möglichkeiten zum erhöhten Fußgängerschutz sind neben schwierigen technischen Fragen mit Prioritätsproblemen verbunden. Denn es ist absehbar, daß sich technische Konzeptionen, speziell auch das Prinzip der Umlenkung von Bewegungen nicht für alle Fußgänger mit den unterschiedlichsten Körpermerkmalen gleichermaßen wirksam realisieren lassen. Ebensowenig wird man durch Umlenkung die Verletzungsschwere einer Körperregion isoliert und aus dem Zusammenhang herausgenommen verringern können, ohne eine andere Region vermehrt zu belasten.

In der Bundesrepublik Deutschland wurden 1976 insgesamt 61 230 Fußgänger durch Straßenverkehrsunfälle verletzt, 3991 getötet. Damit beträgt der Anteil der Fußgänger an der Gesamtzahl der Verkehrstoten dieses Jahres 26,9%. In Großstädten sind ca. 70% aller Verkehrstoten und 45% aller durch Verkehrsunfälle Schwerverletzten, Fußgänger. Etwa 90% der Unfälle zwischen Fußgängern und Straßenfahrzeugen ereignen sich innerhalb der Ortsschilder von Städten und Gemeinden, da sich hier ein dichter Fußgänger- und Fahrzeugverkehr am stärksten vermischen. Überwiegend, zu etwa 80% [4], stoßen Fußgänger bei dem Versuch, die Straße zu überqueren, mit Verkehrsfahrzeugen zusammen, typischerweise unmittelbar nach Betreten der Fahrbahn. Untersuchungen der Unfallkonstellation ergaben außerdem, daß mindestens ein Drittel der Unfälle als von den Kontrahenten vermeidbar oder doch hinsichtlich der Verletzungsschwere reduzierbar zu beurteilen sind [32].

2 Angaben zur Region

Die in dieser Arbeit untersuchten Straßenverkehrsunfälle von Fußgängern ereigneten sich zu 90% im Stadtgebiet Braunschweig, zu 10% in der unmittelbaren Umgebung, auch hier überwiegend in Bereichen, die der innerörtlichen Geschwindigkeitsregelung unterliegen. Braunschweig entspricht bezüglich Straßenführung, Verkehrsdichte und -regelung durchschnittlichen verkehrstechnischen Gegebenheiten einer mittleren deutschen Großstadt. Bei einer Einwohnerzahl von rund 266 000 waren 1976 etwa 89 000 Kraftfahrzeuge zugelassen. Diese bewegten sich auf einem Straßennetz von 442 km Gesamtlänge, das wie in allen Großstädten, besondere Gefahrenzonen aufweist. Laut Verkehrsunfallstatistik 1976 der Polizeidirektion Braunschweig konzentrierten sich 56% aller Verkehrsunfälle auf ein nur 29,7 km langes Teilstück des Gesamtstraßennetzes („Netzanteil der unfallträchtigen Knoten und Strecken").

3 Ziel der Untersuchung

In dieser Arbeit wird versucht, unter Bezug auf ein großes klinisches Material typische Verletzungszustände im Straßenverkehr verunglückter Fußgänger darzustellen, um Ansatzpunkte und Prioritäten biomechanischer Forschung vom Bild der realen Unfallfolgen her zu kennzeichnen. Neben typischen Einzelverletzungen werden Verletzungskombinationen dargestellt, deren Grundmuster durch die spezielle Unfallmechanik der Fahrzeug-Fußgänger-Kollision geprägt sind. Damit will diese Untersuchung auch einen Beitrag zur Beantwortung der Frage leisten, ob und mit welcher Häufigkeit die im Hinblick auf die Ergebnisse experimenteller und rechnerischer Unfallsimulationen theoretisch zu erwartenden

Verletzungen bei realen Unfällen tatsächlich auftreten und wieweit solche Versuche das wirkliche Geschehen auf der Straße beschreiben.

4 Allgemeine Daten der untersuchten Unfälle

4.1 Gesamtzahl, Geschlechtsverteilung, Unfallformen

Grundlage dieser Untersuchung ist eine auslesefreie Serie von 2000 Fußgängern, die nach Kollisionen mit Straßenverkehrsfahrzeugen fortlaufend in die Unfallchirurgische Klinik des Städtischen Krankenhauses Braunschweig eingeliefert wurden.

Zusammensetzung des Materials: 1120 (= 56%) männliche Fußgänger, 880 (= 44%) weibliche Fußgänger.

Absolut im Vordergrund stehen mit 87,6% Zusammenstöße zwischen Fußgängern und Personenkraftwagen. Andere Verkehrsfahrzeuge sind demgegenüber seltene Kollisionspartner des Fußgängers (Tabelle 1).

Tabelle 1. Kollisionspartner der untersuchten Fußgängerunfälle

Kollidierendes Fahrzeug	Verletzte Fußgänger
Personenkraftwagen	1751 (= 87,6%)
Motorräder	70 (= 3,5%)
Lastkraftwagen	53 (= 2,7%)
Radfahrer	47 (= 2,3%)
Straßenbahnen	36 (= 1,8%)
Omnibusse	27 (= 1,3%)
Lieferwagen	16 (= 0,8%)

Zusammenstöße zwischen Fußgängern und Radfahrern wurden bewußt in die Untersuchung einbezogen, da Radfahrer nicht nur harmlose Kontrahenten des Fußgängers sind, vor allem nicht für Kinder oder Personen, bei denen aufgrund einer reduzierten körperlichen Verfassung schon einfaches Umfallen durch Anstoß zu erheblichen und manchmal mittelbar tödlichen Verletzungen führen kann. Die kleine Gruppe (2,3%) der durch Zusammenstöße mit Radfahrern verunglückten Fußgänger zeigt eine entsprechende Zusammensetzung: Von 47 Fällen sind 26 über 50 Jahre alt mit starkem Dominieren der Jahrgänge zwischen 70 und 80 Jahre; die zweitgrößte Gruppe stellen mit 18 Fällen Kinder bis zum 14. Lebensjahr. Dagegen sind die mittleren Jahrgänge des Erwachsenenalters nur mit 3 Fällen vertreten, die ausnahmslos Bagatellverletzungen erlitten. Auffällig ist, daß an den Unfällen mit Radfahrern im Erwachsenenalter fast nur Frauen beteiligt sind. Unter den 29 Verletzten der Erwachsenenjahrgänge befinden sich lediglich 3 Männer. Das starke Überwiegen der Frauen hängt offensichtlich damit zusammen, daß durch Radfahreranstoß im

Erwachsenenalter überwiegend alte Jahrgänge verletzt werden, in denen die Frauen absolut größere Fraktionen im Fußgängerverkehr stellen als die Männer. Die Verletzungen sind keineswegs immer unbedeutend, von den Erwachsenen erlitten: Frakturen der Beine 7, Beckenbrüche 3, Frakturen der Arme 3, Schädelhirntraumen 2.

Auch die Gruppe der Unfälle zwischen Straßenbahnen und Fußgängern zeigt ein besonderes Merkmal. Ein Drittel dieser Fußgänger standen unter erheblichem Alkoholeinfluß.

4.2 Alterszusammensetzung der Gesamtunfälle

Angesichts der sehr unterschiedlichen Verletzlichkeit und Resistenz gegenüber erlittenen Verletzungen in den verschiedenen Lebensabschnitten stellt das Alter einen wichtigen Parameter für die Beschreibung von Fußgängerunfällen dar.

Die Untersuchung der altersmäßigen Zusammensetzung des Gesamtkontingents ergibt ein für verunglückte Fußgänger typisches Bild mit charakteristischem Verlauf der Alterskurve (Abb. 1): 33% der Verunglückten sind Kinder bis zum 10. Lebensjahr. Die zweitgrößte Fraktion stellt mit 11,7% die Altersgruppe 10 bis 20 Jahre, in der die Mehrzahl der Verletzten ebenfalls noch den kindlichen Jahrgängen angehört. Nach kontinuierlicher Verkleinerung der Fraktionsgrößen in den mittleren Jahrgängen des Erwachsenenalters erfolgt nach dem 50. Lebensjahr erneut ein Anstieg. Mit 10,6% stellt die Gruppe 60 bis 70 Jahre die größte Fraktion des Erwachsenenalters dar.

Das männliche (1120 Fälle) und weibliche (880 Fälle) Gesamtkontingent zeigt eine deutlich differierende Alterszusammensetzung (Abb. 2). Die Fraktion: Kinder bis zum 10. Lebensjahr ist mit 36,4% innerhalb des männlichen Gesamtkontingents deutlich größer, als   die entsprechende Fraktion innerhalb des weiblichen, wo sie lediglich 28,5% be-

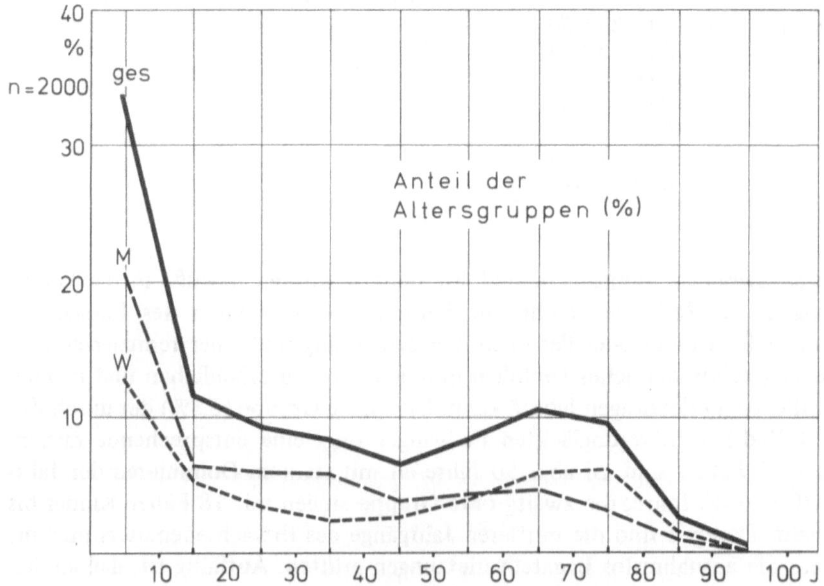

Abb. 1. Altersmäßige Zusammensetzung der untersuchten Fußgängerunfälle. *Obere Kurve:* Gesamtunfälle. *Untere Kurven:* Getrennte Darstellung des männlichen und weiblichen Anteils

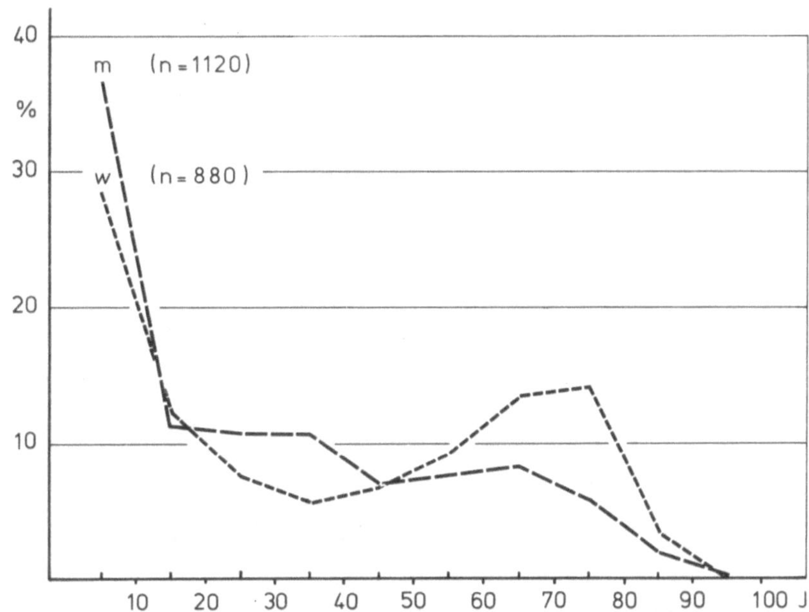

Abb. 2. Prozentuale Unfallhäufigkeit der einzelnen Altersgruppen innerhalb des männlichen und weiblichen Geschlechts

trägt. Im Verhältnis zu ihren Geschlechtsgenossen anderer Jahrgänge verunglücken Jungen also häufiger als Mädchen der gleichen Altersgruppe. Auch in den mittleren Jahrgängen liegt die relative und absolute Unfallhäufigkeit bei Männern deutlich höher als bei Frauen. Während die Kurve bei den Frauen zwischen 20 und 40 Jahren auf das niedrigste Niveau aller Erwachsenengruppen des rüstigen Erwachsenenalters absinkt, behält sie bei den Männern ein relativ hohes Niveau, das sogar deutlich über dem der nachfolgenden älteren Jahrgänge männlicher Fußgänger liegt. Damit stellen die Altersgruppen zwischen 20 und 40 Jahren innerhalb des männlichen Geschlechts die höchsten Unfallkontingente des Erwachsenenalters. Ursache dieses hohen Unfallpegels ist der große Anteil durch Alkoholisierung erhöht unfallgefährdeter Fußgänger in den mittleren männlichen Jahrgängen. Die absolute Zahl der Fußgänger, die zum Unfallzeitpunkt unter deutlicher Alkoholwirkung standen, liegt bei Männern im Erwachsenenalter zwanzigmal so hoch wie bei den entsprechenden weiblichen Jahrgängen.

In den Altersgruppen nach 50 Jahren steigt die Unfallhäufigkeit bei männlichen Fußgängern nur unbedeutend, bei den Frauen jedoch zu einem deutlichen Altersbuckel im Kurvenverlauf an. Innerhalb des weiblichen Geschlechts bilden die Altersgruppen zwischen 60 und 80 Jahren die größten Fraktionen Verunglückter im Erwachsenenalter. Nach dem 60. Lebensjahr übertreffen die Fraktionen weiblicher Fußgänger sogar zahlenmäßig absolut die der männlichen, trotz der geringeren Zahl insgesamt verunglückter weiblicher Fußgänger. Das hat sicher mehrere Ursachen. Infolge durchschnittlich größerer Lebenserwartung und Rüstigkeit bewegen sich mehr Frauen als Männer alter Jahrgänge als Fußgänger im Straßenverkehr. Sicher spielt es auch eine Rolle, daß älteren Männern die Anpassung als Fußgänger an den Straßenverkehr besser gelingt als älteren Frauen, weil in diesen Jahrgängen erheblich mehr Männer als Frauen über eigene Erfahrungen als Autofahrer verfügen

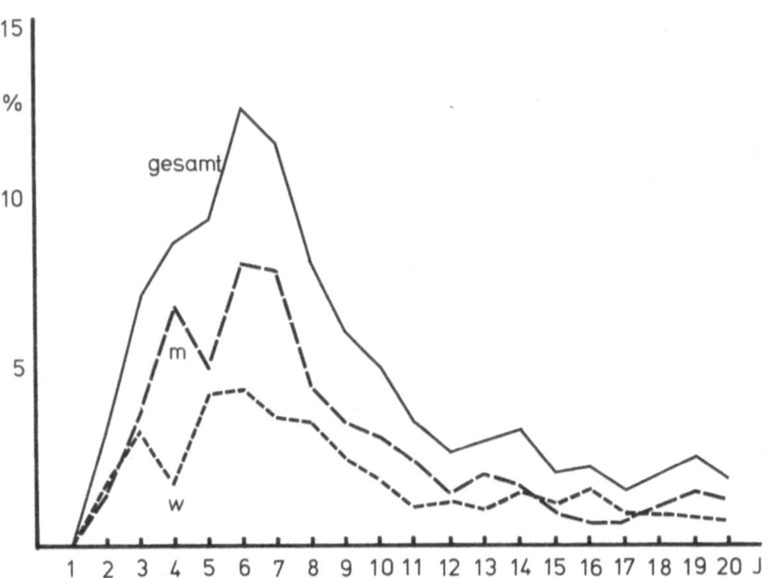

Abb. 3. Unfallhäufigkeit der einzelnen Jahrgänge des Altersbereichs 1–20 Jahre (n = 892).
Obere Kurve: Gesamt. *Untere Kurven:* Getrennte Darstellung des männlichen und weiblichen Anteils

und somit die Situation des Autofahrers und dessen Möglichkeiten besser einschätzen können.

Jährlich verunglücken über 60 000 Kinder im Straßenverkehr. Interessante Hinweise auf die unterschiedliche Gefährdung im Kindes- und Jugendalter ergeben sich aus der Unfallhäufigkeit der einzelnen Jahrgänge innerhalb des Altersbereichs 1 bis 20 Jahre (Abb. 3).

Den Hauptanteil der Verletzten stellen die 6- und 7jährigen mit deutlich höheren Unfallzahlen bei den Jungen. Bis dahin überwiegend durch Erwachsene im Verkehr geführt und selbst noch unerfahren müssen sie die mit Schulbeginn geforderte Verselbständigung und Erweiterung des Aktionsradius teuer erkaufen. Aber auch schon die 4- und 5jährigen bilden innerhalb der Jahrgänge des Kindes- und Jugendalters bemerkenswert große Fraktionen. Ihre Unfälle ereignen sich beim Spiel auf der Straße im engeren Wohnbereich, zu fast 50% aber auch im Stadtverkehr in Begleitung Erwachsener.

Nach dem 7. Lebensjahr nimmt der Anteil der einzelnen Jahrgänge an der Gesamtzahl der Unfälle des Altersbereichs 1 bis 20 Jahre bis zum 12. Lebensjahr ständig ab. Insbesondere männliche Fußgänger zeigen in den Jahrgängen zwischen 15 und 18 Jahren ein niedriges Niveau absoluter und relativer Unfallhäufigkeit. Leider aber ändert ein Teil dieser Jugendlichen nur die Szene, kaum der erhöhten Gefährdung als Fußgänger entwachsen, tauchen gerade diese Jahrgänge als stark unfallbelastete Änfänger im motorisierten Zweiradverkehr auf.

Als häufigste Unfallursache bei Fußgängerunfällen der Kinder wird in Polizeiprotokollen das „unvermittelte Hervortreten aus Sichthindernissen" genannt — ein schuldhaftes Verhalten nach den Maßstäben und Verkehrsregeln, die von Erwachsenen für Erwachsene gemacht werden, der kindlichen Situation aber nicht Rechnung tragen und das Kind permanent überfordern. Das Kind sieht den Verkehr aus einer anderen Perspektive, die ihm bestimmte, nachteilige Verhaltensweisen aufzwingt. Es kann z.B. über parkende

Autos nicht hinwegsehen und muß, um die Verkehrssituation beurteilen zu können, auf die Fahrbahn treten. Überdies erschweren ein noch unentwickeltes Wahrnehmungsvermögen sowie die Unfähigkeit, Geschwindigkeiten, Entfernungen oder Richtung von Geräuschen richtig einzuschätzen, dem Kind den Einblick in die Verkehrssituation. Die kindliche Neigung, erste Eindrücke und Eingebungen impulsiv und ohne Rücksicht auf Regelungen in Handlungen umzusetzen, macht das Verhalten unberechenbar. Schulkindern, vor allem der jüngeren Jahrgänge, sonst über alles mögliche frühzeitig aufgeklärt, fehlt hinsichtlich der Verkehrsregelungen im allgemeinen auch das nötige Wissen, da Schule und Eltern eine ausreichende Belehrung versäumen.

Auch der alte Mensch ist im heutigen Verkehr vielfach überfordert. Die altersbedingten Umbauten mit Verminderung der Kombinationsfähigkeit, des optischen und akustischen Auffassungsvermögens und der Fähigkeit, Eindrücke adäquat umzusetzen, erschweren die Orientierung im Verkehr. Die Entwicklung hat die Alten überholt, sie haben ihre Verkehrserfahrung größtenteils zu Zeiten eines langsamen, übersichtlichen Verkehrs erworben und konnten zusätzliche Erfahrungen jenseits eines bestimmten Alters nicht mehr zu fest verankerten Regulativen einbauen. Zum großen Teil vermögen alte Menschen die Schwächen ihrer physiologischen Verfassung durch Ruhe und Besonnenheit zu kompensieren. Bei einigen aber resultiert eine große eigene Gefährdung im Verkehr und eine Gefährlichkeit für andere aus senilen Wesensveränderungen, die Einsichten verwehrt, egozentrisch einengt und Alte im Straßenverkehr unberechenbar werden läßt wie Kinder. Konträre Verhaltensweisen liegen oft dicht nebeneinander und erschweren den Kontakt. Dieselbe alte Frau, die eben noch zaghaft und ängstlich am Straßenrand stand, versucht beim Überqueren der Fahrbahn, dreist und rechthaberisch mit dem Schirm fuchtelnd, sich den Verkehr unterzuordnen. Nicht weniger gefährlich ist der „sture" Typ, der selbst das unmittelbar auf ihn zukommende Fahrzeug ignoriert und mit mehr Mut, als er es sich noch leisten kann, ungerührt die Fahrbahn überquert.

4.3 Wochentag und Tageszeit der Unfälle

4.3.1 Verteilung der Unfälle im Wochenverlauf

Die Verteilung der Unfälle auf die Wochentage und die Tageszeit wird eindeutig durch den Rhythmus der Arbeitswelt und das Konsumverhalten bestimmt, von dem sowohl das Fahrzeug-, als auch das Fußgängeraufkommen abhängen (Abb. 4).

Die Werktage Montag bis Freitag zeigen sehr ähnliche tageszeitliche Verteilungen der Unfälle, die sich deutlich von denen am Sonnabend und Sonntag unterscheiden. An den Werktagen ereignen sich 42,3% der Fahrzeug-Fußgängerunfälle zwischen 15 und 19 Uhr, wobei an allen Tagen der Kulminationspunkt mit etwa gleicher Häufigkeit in den Stunden 16 bis 18 Uhr liegt. In diesem Zeitraum der engeren rush hours, in dem sich ein starker motorisierter Berufsverkehr und ein reger Fußgängerverkehr gegenüberstehen, ereignen sich im Durchschnitt 29,6% der werktäglichen Fußgängerunfälle, wobei der Mittwoch die absolut höchsten Unfallzahlen in diesem Zeitraum aufweist. Offensichtlich aktiviert der freie Nachmittag einiger Berufsgruppen an diesem Tag den Fußgänger- und Fahrzeugverkehr.

In den Morgenstunden bedingt der Berufshinverkehr an den Werktagen zwischen 7 und 8 Uhr eine Unfallhäufung. Diese Spitze überragt allerdings nur die ihr unmittelbar benachbarten Morgenstunden auffallend, auf den ganzen Tag bezogen ist sie wenig mar-

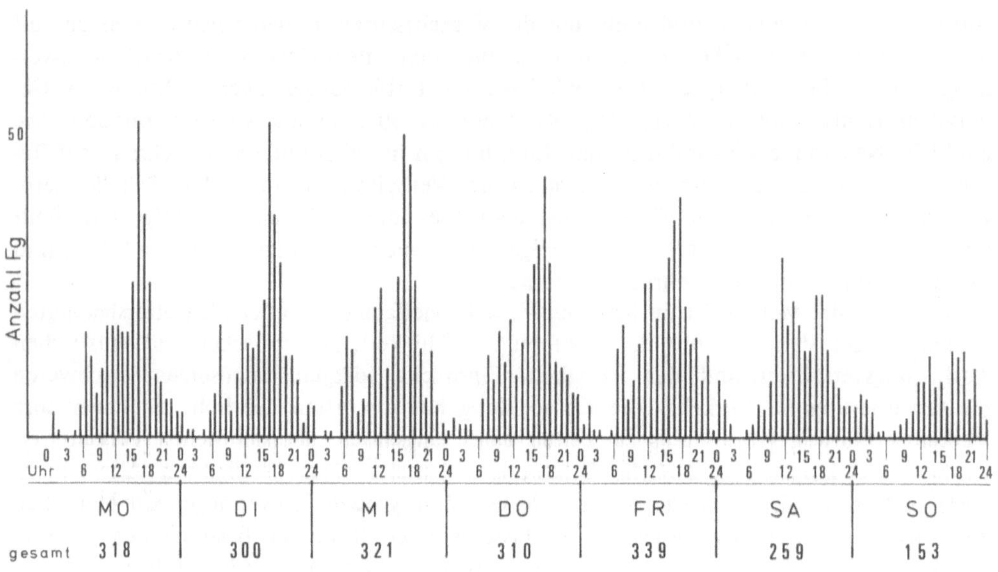

Abb. 4. Gesamtdurchschnitt der Unfallverteilung auf die Wochentage und Tageszeiten (n = 2000)

kant und nicht vergleichbar mit dem Anstieg der Unfallquote in den rush hours des Nachmittags.

Die Ursache der relativ niedrigen Unfallbelastung des morgendlichen Berufsverkehrs dürfte darin liegen, daß zwar ein dichter Fahrzeugverkehr vorliegt, diesem jedoch, infolge der noch nicht aufgeblühten Einkaufstätigkeit, kein vielfältig gerichteter Fußgängerverkehr gegenübersteht. Die Mehrzahl der Fußgänger, die zu dieser frühen Tageszeit unterwegs ist, bewegt sich auf dem Weg zum Arbeitsplatz in gewohnten Bahnen, deren Gefahrenquellen durch die tägliche Erfahrung bekannt und entschärft sind. Vielleicht spielt an der insgesamt steigenden Unfalltendenz während der Arbeitszeit im Verlauf eines Werktages auch zunehmende Ermüdung eine Rolle.

Von den Werktagen zeigt der Freitag die höchste Belastung mit Fußgängerunfällen. Zwar ist an diesem Tag die Spitze in den typischen rush hours des Nachmittags nicht so ausgeprägt wie an den übrigen Werktagen, weil der Freitag, der schleichend zum verlängerten Wochenende ausgebaut wird, fließendere z.T. schon in den Mittagsstunden gelegene Arbeitsschlußzeiten hat. Dafür zeigen aber die Vormittagsstunden, 11 bis 13 Uhr, einen höheren Unfallpegel als an den übrigen Werktagen, und zu späten Stunden ist der Freitag mehr als die anderen Werktage mit Betrunkenen im Fußgängerverkehr belastet.

Der Sonnabend und Sonntag — Tage ohne typischen Arbeitsrhythmus — weichen von der charakteristischen Konfiguration der Tagesverlaufskurve werktäglicher Unfallverteilung deutlich ab. Die Unfallspitze liegt am Sonnabend zwischen 11 und 12 Uhr und steht mit der Einkaufstätigkeit unter dem Zeitdruck des Wochenendladenschlusses im Zusammenhang. Dieser Tag zeigt einen weiteren Zeitraum hoher Unfallhäufigkeit am Nachmittag zwischen 17 und 19 Uhr, die dadurch bedingt ist, daß zu dieser Zeit ein relativ hoher Anteil alkoholisierter Fußgänger den Verkehr verunsichert (Abb. 7).

4.3.2 Fußgängerunfälle der Schulanfänger

Auf die besondere Gefährdung der Schulanfänger als Fußgänger ist häufig hingewiesen worden (Abb. 5). Auch bei den hier untersuchten Fußgängerunfällen zeigt die Kurve der tageszeitlichen Verteilung der Unfälle, vor allem 6jähriger Schulanfänger, einen Verlauf, dessen Abhängigkeit vom Schulweg schon durch den zeitlichen Zusammenhang offensichtlich ist, außerdem durch die Feststellung, daß diese besondere Konfiguration der Unfallverteilungskurve in typischen Ferienmonaten verschwimmt. Die Kurve der Schulanfänger zeigt neben der Spitze der nachmittäglichen rush hours mit größter Unfallhäufigkeit zwischen 16 und 17 Uhr (6jährige) bzw. 17 und 18 Uhr (7jährige) zwei weitere Spitzen und zwar zwischen 7 und 8 Uhr sowie 11 und 12 Uhr, entsprechend dem Schulhin- und -rückweg. Bemerkenswert ist, daß der Schulrückweg stärker mit Unfällen belastet ist als der Hinweg, obgleich in der Stunde des Hinwegs das größere Fahrzeugaufkommen des morgendlichen Berufsverkehrs besteht. Der Grund dieser Differenz in der Unfallhäufigkeit der Schulwege wird darin liegen, daß ein großer Teil der Schulanfänger morgens von einem Elternteil in die Schule gebracht, später aber nicht abgeholt wird, da die Eltern zu diesem Zeitpunkt beruflich fixiert sind. Überdies verhalten sich Kinder auf dem Schulhinweg — von der Pflicht gerufen — meist konzentrierter und zielstrebiger als auf dem verspielteren und häufig verbummelten Rückweg. Bei 7jährigen ist die Unfallhäufigkeit am Vormittag nicht mehr auf einen so engen Zeitraum konzentriert wie bei den 6jährigen, sondern infolge der stärker differierenden Schulschlußtermine an den verschiedenen Werktagen über einen größeren Zeitraum des Vormittags verteilt (Abb. 5).

4.4 Unfälle bei verminderter Verkehrstüchtigkeit

Zum Zeitpunkt des Unfalles waren 331 (=16,6%) der Fußgänger in ihrer körperlichen oder geistigen Leistungsfähigkeit in einer Form beeinträchtigt, daß eine verminderte Verkehrstüchtigkeit und damit ein erhöhtes Unfallrisiko angenommen oder in Erwägung gezogen werden muß (Tabelle 2).

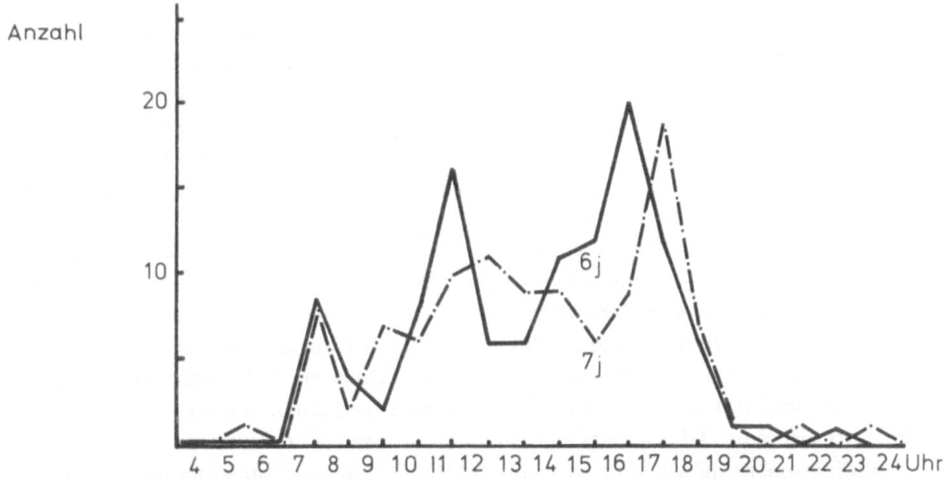

Abb. 5. Gesamtdurchschnitt der tageszeitlichen Verteilung der Fußgängerunfälle von 6- und 7jährigen Schulanfängern (6 j · n = 108; 7 j · n = 104)

Tabelle 2. Tatsächliche oder zu erwägende Verminderung der Verkehrstüchtigkeit zum Unfallzeitpunkt infolge Alkoholeinfluß oder Körperbehinderung

Art der Beeinträchtigung	Verletzte
Alkoholeinfluß	227 (= 11,4%)
Alkoholeinfluß + Körperbehinderung	16 (= 0,8%)
Körperbehinderungen	88 (= 4,4%)

4.4.1 Unfälle alkoholisierter Fußgänger

Dominierende Ursache verminderter Verkehrstüchtigkeit ist auch bei Fußgängern der Alkohol. Insgesamt standen 243 (=12,2%) der verunglückten Fußgänger (232 Männer, 11 Frauen) zum Unfallzeitpunkt unter erheblichem Alkoholeinfluß. Ein realistischeres Bild über die tatsächliche Rolle des Alkohols im Fußgängerverkehr ergibt sich aus einer isolierten Untersuchung nur der Erwachsenen ab 18 Jahren, denn der hohe Anteil nüchterner Kinder verdünnt den Alkohol der Erwachsenen. In den reinen Erwachsenenjahrgängen waren 20,5% zum Unfallzeitpunk alkoholisiert. Aber auch dieser auf die Gesamtzahl der Erwachsenen bezogene Durchschnittswert stellt das Verhalten männlicher Fußgänger zu günstig dar, denn an der Gesamtzahl betrunken verunglückter Fußgänger sind Frauen nur zu 4,5% beteiligt. Im Gesamtkollektiv erwachsener männlicher Fußgänger ab 18 Jahren liegt der Anteil der zum Unfallzeitpunkt Alkoholisierten bei 36,6% gegenüber nur 2,2% bei den Frauen des gleichen Altersbereichs. Bevorzugt zur Flasche griffen Männer zwischen 20 und 30, vor allem aber zwischen 30 und 40 Jahren. Diese Jahrgänge allein stellen fast die Hälfte (43,1%) der im Straßenverkehr betrunken verunglückten erwachsenen Fußgänger (Abb. 6A und B). Wie bereits erwähnt, ist dieser hohe Anteil alkoholisierter Fußgänger in den mittleren männlichen Jahrgängen eine der wesentlichen Ursachen der hohen Unfallhäufigkeit dieses Altersbereichs, die deutlich über der der Frauen gleicher Jahrgänge liegt. Senior der alkoholisiert verunglückten Fußgänger ist ein 88 jähriger Mann, der Jüngste ein 7 jähriger Junge, der jedoch eine Ausnahme darstellt, weitere Betrunkene wurden in den kindlichen Jahrgängen nicht beobachtet.

Die Feststellung einer Alkoholisierung stützte sich auf den klinischen Befund und die Ergebnisse der Blutalkoholuntersuchungen. Bei nicht lebensgefährlich Verletzten und klaren Tatbeständen wurde von seiten der Polizei häufig auf eine Blutalkoholbestimmung verzichtet, sofern nicht das Verhalten des Verletzten eindeutige Hinweise auf Alkoholisierung ergab. Damit entzog sich sicher ein Teil der Trunkenheitszustände der Feststellung, denn ein plötzlicher und unerwarteter Unfall ernüchtert manchen Betrunkenen soweit, daß sein Verhalten die Merkmale des Alkoholeinflusses verliert. Außerdem ist die Abgrenzung der Alkoholisierungssymptomatik bei Frischverletzten, insbesondere solchen mit Schädelhirntraumen, oft schwierig, wenn nicht unmöglich. Die angegebenen Zahlen sind deshalb als Mindestwerte anzusehen. Wahrscheinlich liegt die Zahl der Fußgänger, die zum Unfallzeitpunkt unter Alkoholeinfluß standen, um 1 bis 2% höher als ermittelt wurde.

Es steht außer Zweifel, daß der Alkoholisierte auch als Fußgänger einem erheblich erhöhten Unfallrisiko ausgesetzt ist und auch andere Verkehrsteilnehmer gefährdet. Nicht nur der unter starker Alkoholwirkung Stehende, dessen Verlust an motorischer Sicherheit, Koordinationsvermögen und adäquater Verarbeitung von Sinneseindrücken nicht einmal mehr eine grobe Anpassung an die Situation ermöglicht, sondern auch der leicht Be-

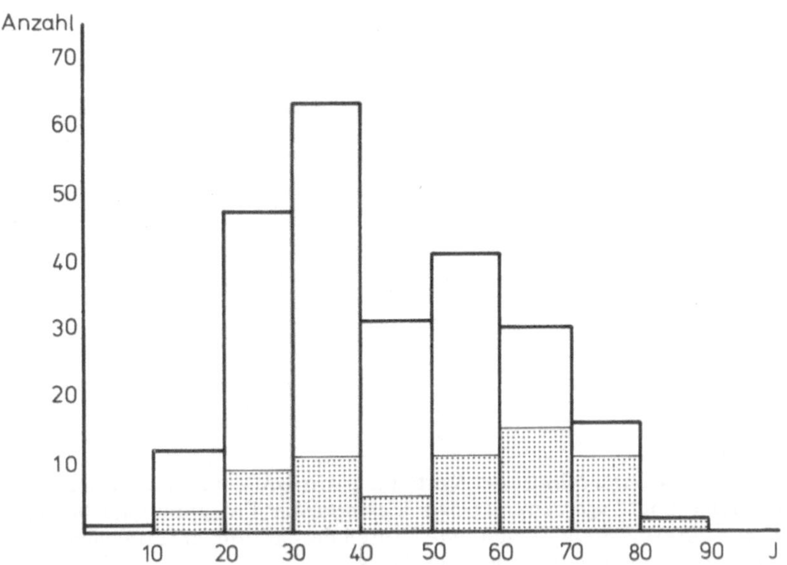

Abb. 6A. Alterszusammensetzung der Fußgänger, die zum Unfallzeitpunkt unter Alkoholwirkung standen (n = 243). Anteil der tödlich verunglückten alkoholisierten Fußgänger in den einzelnen Altersgruppen (∷)

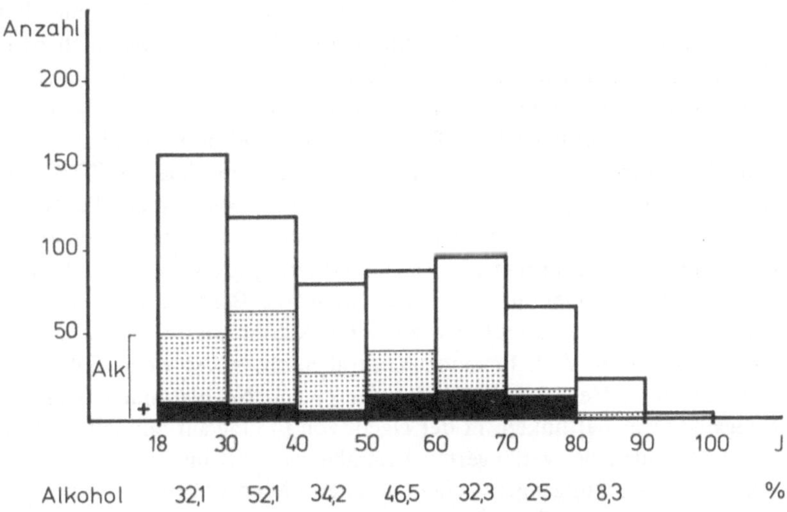

Abb. 6B. Anteil der in alkoholisiertem Zustand verunglückten Fußgänger in den männlichen Erwachsenenjahrgängen ab 18 Jahre (∷). *Schwarz:* Anteil der unter Alkoholeinfluß tödlich verunglückten erwachsenen männlichen Fußgänger

trunkene, der sich mit dem Gefühl gehobener Leistungsfähigkeit bei objektiv vermindertem Leistungsvermögen riskant und leichtsinnig im Verkehr bewegt. Derartige Verhaltensänderungen bei niedrigem Alkoholpegel entziehen sich weitgehend der Bewertung. Anders

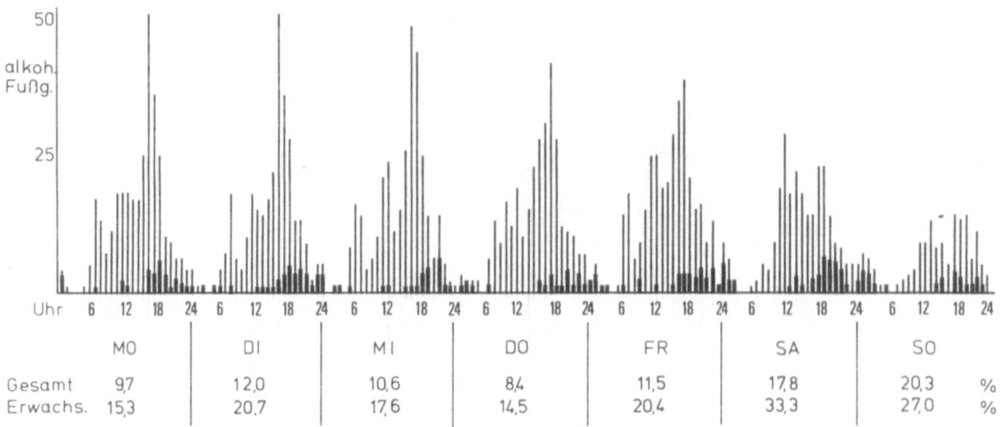

Abb. 7. Gesamtdurchschnitt der Verteilung von Unfällen alkoholisierter Fußgänger auf die Wochentage und Tageszeiten. *Obere Zahlenreihe:* Prozentanteile bezogen auf Gesamtunfälle (n = 2000). *Untere Zahlenreihe:* Anteil der betrunken verunglückten Fußgänger in den reinen Erwachsenenjahrgängen ab 18 Jahre

als beim Kraftfahrer ist beim Fußgänger ein Blutalkoholgrenzwert, dessen Überschreitung generell die Annahme einer Verkehrsuntüchtigkeit rechtfertigt, nicht festgelegt.

An den Werktagen der Woche — Montag bis Freitag — liegt der Anteil alkoholisiert verunglückter Fußgänger zwischen 8,4 und 12%. An den Wochenendtagen steigt der Pegel am Sonnabend bis 17,8 und Sonntag bis 20,3% an. Aber auch hier demonstrieren die Durchschnittszahlen unter Einbeziehung der Kinder nicht das tatsächliche Verhalten der Fußgänger. In den reinen Erwachsenenjahrgängen ab 18 Jahre liegen die Quoten der unter Alkoholeinfluß verunglückten Fußgänger sehr viel höher (Abb. 7). Am Sonnabend ist genau ein Drittel (33,3%), am Sonntag mehr als ein Viertel (27%) der verunglückten erwachsenen Fußgänger von Alkohol beeinflußt. Aber auch die Werktage zeigen bemerkenswert hohe Quoten in betrunkenem Zustand verunglückter erwachsener Fußgänger, insbesondere der Dienstag (20,7%) und Freitag (20,4%). Ein sehr viel ungünstigeres Bild ergäbe sich auch hier für den Mann, wenn die Berechnungen nur für erwachsene männliche Fußgänger angestellt würden. Der Alkoholisierte findet auch im übersichtlichen, stark verdünnten Verkehr einen Kontrahenten, selbst wenn Fahrzeuge nur noch vereinzelt auftreten. Mehr als die Hälfte der in den Nachtstunden 0 bis 3 Uhr verunglückten Fußgänger war betrunken, in der Nacht von Freitag auf Sonnabend fast zwei Drittel. Auch in den Stunden des verlängerten Feierabends — 18 bis 24 Uhr — häufen sich Unfälle mit alkoholisierten Fußgängern. Nicht in allen diesen Fällen waren die betrunken verunglückten Fußgänger nach Feierabend eingekehrt, einige kamen in diesem Zustand direkt vom Arbeitsplatz.

4.4.2 Unfälle körperbehinderter Fußgänger

Bei 104 (= 5,2%) der verunglückten Fußgänger liegt eine Körperbehinderung solcher Art vor, daß eine Beeinträchtigung der Verkehrstüchtigkeit offensichtlich ist oder erwogen werden muß. In 16 Fällen standen diese Körperbehinderten zusätzlich unter deutlichem Alkoholeinfluß (Tabelle 3).

Tabelle 3. Beeinträchtigung der Verkehrstüchtigkeit zum Zeitpunkt des Unfalles durch Körperbehinderungen bzw. Fälle, in
denen eine Beeinträchtigung erwogen werden muß

Art der Körperbehinderung		Zahl d. Verletzten
Schwere Gehbehinderungen		28
Schwere Gehörschäden		
(taubstumm, schwerhörig)		16
Schwere Sehbehinderung		21
Krankhafte neurologische Zustände		
Hirnorganische Krampfleiden	15	
Schwere senile Demenz	7	
Angeborener Schwachsinn	9	
Sonstige Nervenleiden	8	39
(MS, traumatische Hirnschäden,		
Zustand nach Apoplex)		

Bezüglich der Häufigkeit stehen neurologische Erkrankungen und Leiden an erster Stelle.
Bei angeboren Schwachsinnigen und Senildementen lag die Unfallursache fast ausnahmslos in einem Fehlverhalten des Fußgängers und die Beeinträchtigung der Verkehrstüchtigkeit offen auf der Hand. Krampfleiden stellen dagegen kein besonderes Unfallrisiko dar.
In keinem Fall konnte dem hirnorganischen Krampfleiden eine Rolle am Zustandekommen
des Unfalles beigemessen werden, etwa derart, daß Absencen den Kontakt zum Verkehrs-
geschehen unterbrochen hatten. Mit 0,75% liegt der Anteil verunglückter Krampfleidender
auch nicht über dem Prozentsatz der für diese Kranken in der Gesamtbevölkerung der Bundesrepublik angenommen wird.

Unter den Sehbehinderten (21 Fälle) befinden sich 11 Fälle mit nur einäugigem Sehver-
mögen. Mindestens in 8 dieser Fälle weisen die Umstände des Unfallablaufs darauf hin,
daß der einseitige Gesichtsfeldverlust am Zustandekommen des Unfalles wesentlich beigetragen hatte.

Diabetiker, deren schwankende Stoffwechsellage mit periodischer Beeinträchtigung des
körperlichen Leistungvermögens von verschiedener Seite als unfallexponierendes Moment
dargestellt wird, sind in dem hier untersuchten Material, in dem sie mit 1,5% vertreten sind,
keine besonders unfallgefährdete Gruppe.

5 Mechanik der Fahrzeug-Fußgänger-Kollision

Der Unfallablauf einer Fahrzeug-Fußgänger-Kollision wird von einer Vielzahl von Faktoren bestimmt. Außer der Relativgeschwindigkeit zwischen Fahrzeug und Fußgänger
im Moment des Zusammenstoßes und der Lage des Anstoßpunktes spielen Masse, Größe,
Haltung und sonstige anthropometrische Daten des Fußgängers — Masse, Bauweise und
äußere Steifigkeit des Fahrzeuges, speziell die Verformungscharakteristik der Kontakt-

stellen sowie die Oberflächenbeschaffenheit der Straße eine wesentliche Rolle.

Die häufigste Unfallkonstellation der Fahrzeug-Fußgänger-Kollision ist der laterale Anstoß. Nach Untersuchungen von Stürtz et al. [27,28] werden über 90% der verunglückten Fußgänger an seitlichen Körperpartien vom Fahrzeugstoß getroffen. Die primären Anprallstellen am Fahrzeug liegen überwiegend um den Fahrzeugbug verteilt. In früheren englischen Untersuchungen wurde ein Verteilungsmodus von: zwei Drittel Fahrzeugfront, ein Drittel Fahrzeugseite angegeben [19]. In neueren Untersuchungen wurden die Kontaktstellen zu 40% um die Bugmitte verteilt festgestellt, zu 28% (links) bzw. 29% (rechts) war der frontale Kotflügelbereich betroffen [28]. Die Frage der Kontaktstellen an den kollidierenden Fahrzeugen wird in dieser Arbeit, die überwiegend auf medizinische Befunde aufgebaut ist, nicht näher untersucht. Bewertet man jedoch bestimmte Verletzungszustände und deren wahrscheinlichen Entstehungsmechanismus als Indiz für die Kollisionsform, dann kann angenommen werden, daß etwa 40 bis 50% der hier untersuchten verunglückten Fußgänger von der Fahrzeugfront erfaßt wurden.

Einen für den Unfallablauf und die Unfallschwere wichtigen Parameter stellt die Kollisionsgeschwindigkeit dar, die immer noch ein Unsicherheitsfaktor bei der rekonstruktiven Beurteilung realer Unfälle ist. Sie wird meist aus den geschätzten Angaben des Fahrzeugführers, aus Rekonstruktionsrechnungen oder Regressionsanalysen beider Angaben ermittelt. Aus dem Schadensbild am Fahrzeug ist die Kollisionsgeschwindigkeit auch mit Erfahrung nicht abzuschätzen.

Aufgrund einer Literaturauswertung ermittelte Wolff [33] aus den angegebenen Streuwerten für ein Kollektiv von 2000 Fußgängerunfällen durch Bestimmung des gewichteten Mittelwertes, daß sich bis zu einer Kollisionsgeschwindigkeit von 30 km/h bereits 70% und bis zu einer Geschwindigkeit von 50 km/h 94% aller Fahrzeug-Fußgängerunfälle ereignen. Untersuchungen von Stürtz [28] führten zu ähnlichen Ergebnissen, hiernach ereignen sich bis zu einer Kollisionsgeschwindigkeit von 50km/h bereits 80% aller Fußgängerunfälle. Da sich die in dieser Arbeit untersuchten Fußgängerunfälle zu 90% im Stadtgebiet selbst und zu 10% in Regionen der näheren Umgebung, die ebenfalls überwiegend dem innerörtlichen Tempolimit unterliegen, ereigneten, dürften die Kollisionsgeschwindigkeiten bei den hier untersuchten Unfällen, von wenigen Ausnahmen abgesehen, in dem Geschwindigkeitsbereich bis 50 km/h gelegen haben.

Die nachfolgende Darstellung der Mechanik des Fußgängerunfalls stützt sich auf die Ergebnisse experimenteller Simulationen der Fahrzeug-Fußgänger-Kollision [2,11,14,15, 24,29,30,33], sowie auf die Ergebnisse rechnerischer Simulationen [10,33], in denen der Mensch durch ein mechanisches Ersatzsystem, bestehend aus Massen, Federn und Dämpfern dargestellt und mathematisch nachgebildet wird. Rechnerische Simulationen haben — verglichen mit versuchstechnischen Methoden — den Vorteil absoluter Reproduzierbarkeit. Dies bedeutet, daß auch geringe qualitative und quantitative Einflüsse von Unfallparametern auf die Unfallkinematik rechnerisch ermittelt werden können.

Da Zusammenstöße zwischen Fußgängern und Personenkraftwagen bei den hier untersuchten Fußgängerunfällen mit 87,6% stark dominieren, wird vor allem die Mechanik dieses Unfalltyps, speziell der frontale Anprall des Wagenbugs pontonförmig gebauter Personenkraftwagen, dargestellt.

Im Volkswagenwerk Wolfsburg werden unter Berücksichtigung verschiedener, den Unfallablauf beeinflussender Parameter Fahrzeug-Fußgänger-Kollisionen mit nachstehend beschriebener Versuchsanordnung simuliert:

Ein schienengeführtes Fahrzeug wird mittels einer Seilwinde mit vorgegebener Geschwindigkeit gegen einen stehend aufgehängten fußgängersimulierenden Dummy gezogen (Abb. 8). Unmittelbar bei Kontakt des Fahrzeuges mit dem Dummy wird durch einen Servomechanismus eine Bremsung des Fahrzeuges ausgelöst, kurz vorher wird der durch einen magnetisch verriegelten Draht am Kopf aufgehängte Fußgängerdummy aus dieser Befestigung gelöst, damit er im Moment des Beginns der Primärkollision frei steht. Der Dummy entspricht hinsichtlich der Körpergröße, des Gewichts und der Trägheitsmomente dem menschlichen Körper, sieht jedoch dem Skelett und den Weichteilen des Menschen nicht ähnlich. Insbesondere können Sehnen- und Muskelelemente durch die verstellbaren Reibemomente nur unvollkommen simuliert werden, so daß die Möglichkeit einer fußgängerspezifischen Verletzungsanzeige begrenzt ist. Der Einsatz dieses, sonst fahrzeuginsassensimulierenden Dummys auch für den Fußgängerunfall erscheint solange zulässig, wie nur prinzipielle Bewegungsabläufe und Belastungswerte des Kopfes, der Brust und der Oberschenkel gemessen werden sollen. Nach bisherigen Kenntnissen scheint der Bewegungsablauf des Dummys gut mit der Kinematik des Fußgängers beim realen Unfall übereinzustimmen, so daß die Belastungswerte, denen Kopf, Thorax und Oberschenkel bei der primären und sekundären Kollision ausgesetzt sind, wirklichkeitsähnlich registriert werden können.

Durch den Anstoß eines Pkw an einen Fußgänger wird ein Bewegungsvorgang des Fußgängers eingeleitet, der durch verschiedene Parameter variiert wird, meist jedoch folgende Grundphasen erkennen läßt (Abb. 8,9,10):

Primäranprall: Erster Kontakt des Fußgängers mit vorderer Stoßstange des Fahrzeuges — Anprall an vordere Haubenkante — Translations- und Rotationsbeschleunigung des Fußgängers — Unterfahren des Schwerpunktes mit Aufschaufelung — Kopf- und Oberkörperaufschlag auf das Fahrzeug.

Flugphase des Fußgängers: Lösung des Fußgängers vom Fahrzeug entweder inform einfachen Abrutschens oder in freier Flugbahn, ggfs. mit saltoförmigem Überschlag.

Sekundäranprall: Aufprall des Fußgängers auf die Straße — Rutschen, Rollen, Ruhelage.

Die kinetische Energie der Fahrzeug-Fußgänger-Kollision wird in Deformations- und Dämpfungsarbeit umgewandelt. Ihre Größe hängt im wesentlichen von der ursprünglichen Geschwindigkeitsdifferenz und den beteiligten Massen ab. Die Verteilung der Unfallarbeit auf die Kollisonspartner wird durch die Festigkeit und Verformungscharakteristik der Kontaktflächen bestimmt. Im Verlauf der Kollision kann sich die Verteilung der Unfallarbeit auf die Stoßpartner infolge unterschiedlicher Kraft-Weg-Kennung ihrer deformierenden Bereiche verändern. Dadurch kann einem Menschen, der zunächst auf eine nachgiebige Struktur prallt, im Verlauf des Verformungsvorganges doch noch ein kritischer Anteil von Unfallarbeit übertragen werden.

Im folgenden wird versucht, aufgrund der Ergebnisse experimenteller und rechnerischer Unfallsimulationen den Einfluß einzelner Parameter auf den Ablauf der Fahrzeug-Fußgänger-Kollision oder zumindest doch die Tendenz solcher Einflüsse darzustellen.

Bei der heute üblichen Pontonform der Personenkraftwagen erfolgt der primäre Anstoß des kollidierenden Fahrzeugs bei einem aufrechtstehenden Fußgänger von durchschnittlicher Erwachsenengröße unterhalb des im Beckenbereich liegenden Gesamtschwerpunkts des Körpers. Erster Kontaktpunkt sind die Beine, meist die Unterschenkel, die durch die

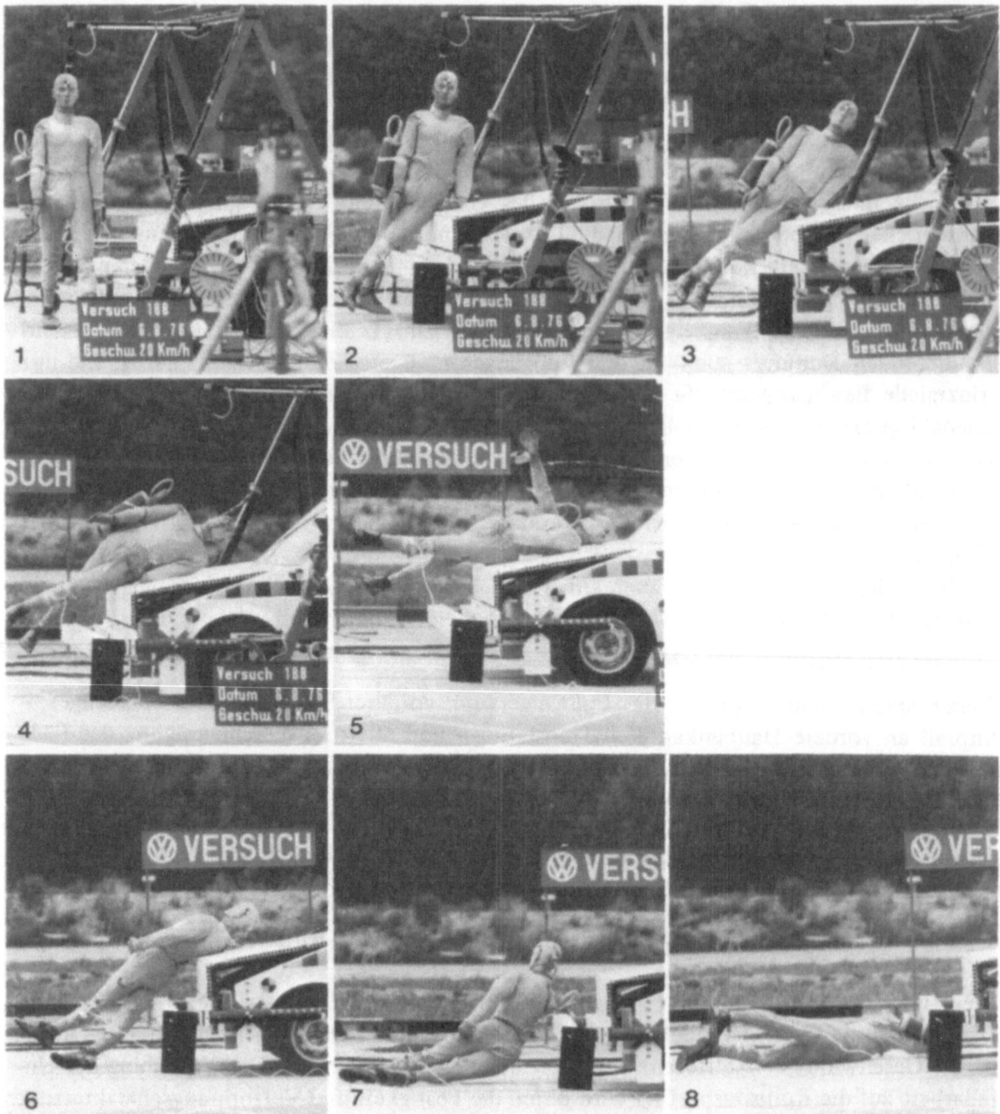

Abb. 8. Kinematografische Phasen einer experimentellen Fahrzeug-Fußgänger-Kollision mit Kollisionsgeschwindigkeit 20 km/h: Primäranprall mit Stoß des vorderen Stoßfängers gegen die Unterschenkel und der oberen Motorhaubenkante gegen Oberschenkel und Becken. Translations- und Rotationsbeschleunigung des Dummy mit Drehung um die Körperquerachse, Unterfahren des Schwerpunktes und Aufschaufelung auf die Motorhaubenoberfläche mit Oberkörper- und Kopfaufschlag. Geringere Aufwurfweite als bei höheren Geschwindigkeiten. Bei niedrigen Kollisionsgeschwindigkeiten bleibt der Dummy lange mit dem Fahrzeug in Kontakt und löst sich durch einfaches Abrutschen vom bremsenden Fahrzeug. Der Senkundäraufprall erfolgt aus geringerer Höhe, die Ruhelage des Dummy ist dicht vor dem zum Stillstand gekommenen Fahrzeug

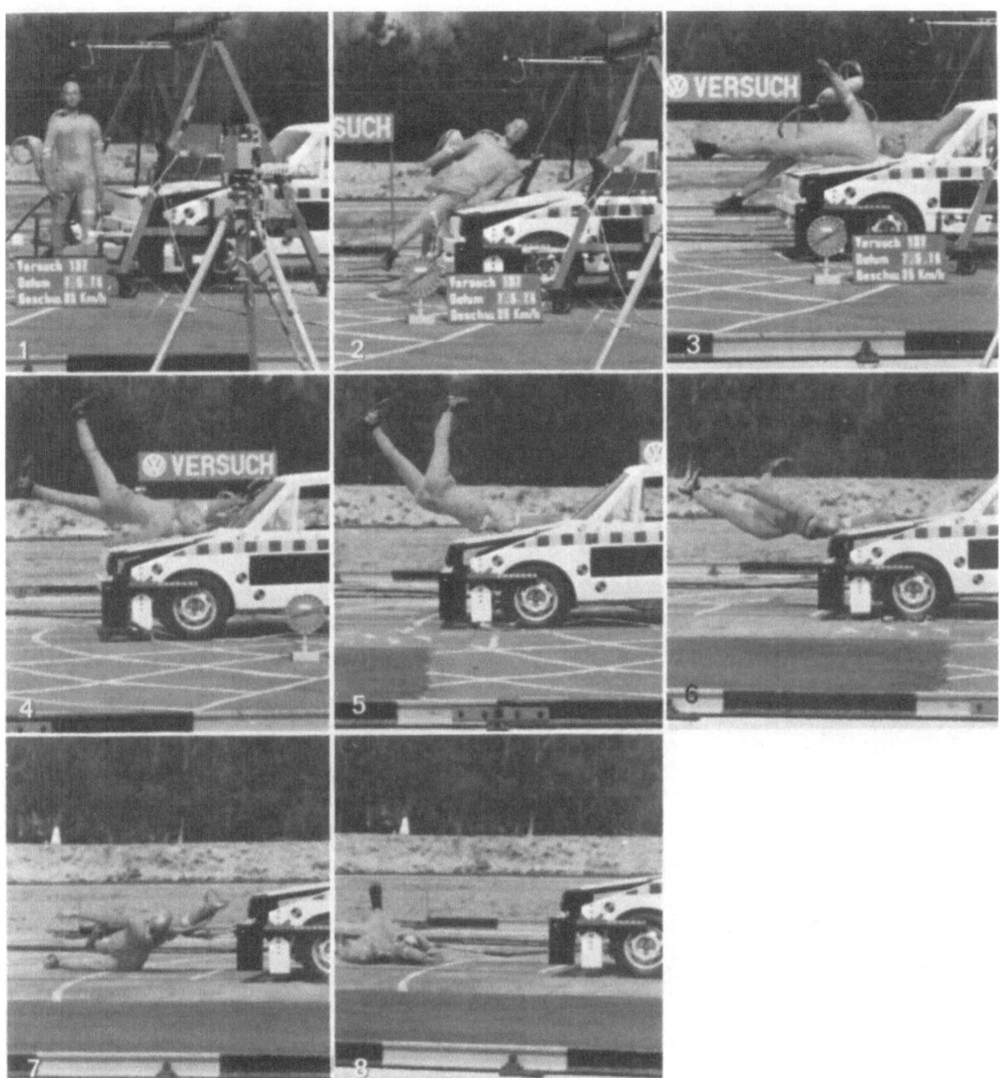

Abb. 9. Experimentelle Fahrzeug-Fußgänger-Kollision mit Kollisionsgeschwindigkeit 35 km/h: Beim Primäranprall größere Aufwurfweite als bei niedriger Geschwindigkeit, der Kopfanprall rückt dadurch mehr in den Bereich der relativ festen Strukturen vor der Windschutzscheibe. Durch die Tendenz, die beim Primäranprall eingeleitete Drehbewegung um die Querachse fortzusetzen, gewinnt der Dummy häufig eine ungünstige Relativlage zur Straße mit Sekundäraufprall in Kopf-voran-Position

vordere Stoßstange getroffen werden. Unmittelbar danach erfolgt der zentraler gelegene Anstoß der vorderen Haubenkante. Vor allem dieser bewirkt eine Beschleunigung des Fußgängers in Fahrtrichtung, gleichzeitig verstärkt dieser Stoß die bereits durch den Anprall an die Beine eingeleitete Drehbewegung des Fußgängers um die Körperquerachse. Diese Drehbewegung und das gleichzeitige Unterfahren des Fußgängerschwerpunktes führen zum Auf-

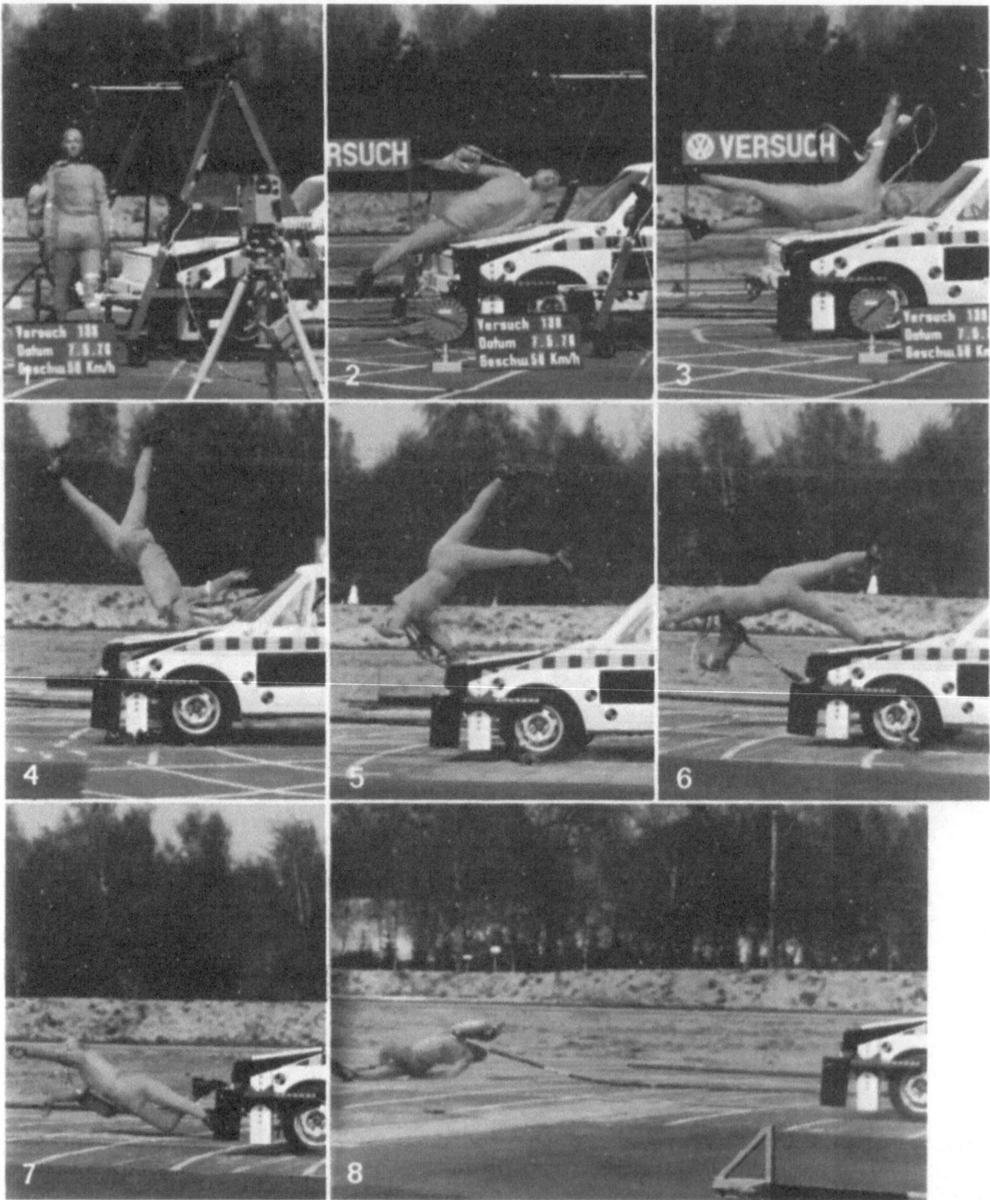

Abb. 10. Experimentelle Fahrzeug-Fußgänger-Kollision mit Kollisionsgeschwindigkeit 50 km/h: Große Aufwurfweite beim Primäranprall. Der Kopfaufschlagpunkt gerät mehr in den Bereich der relativ festen Strukturen vor der Windschutzscheibe. Infolge Fortsetzung der beim Primäranprall eingeleiteten Drehbewegung um die Querachse erfolgt die Lösung vom bremsenden Fahrzeug mit saltoförmigem Überschlag in höherer freier Flugphase. Der Sekundäraufprall erfolgt aus größerer Höhe, der Endlagepunkt des nach Rutschen und Rollen zur Ruhe gekommenen Dummy liegt in größerer Entfernung zum abgebremsten Fahrzeug

wurf des Fußgängers auf das Fahrzeug und Aufschlag des Kopfes und Oberkörpers auf die Fahrzeugoberfläche.

Die weiteren Bewegungen und die Flugbahn werden sehr wesentlich durch die Kollisionsgeschwindigkeit bestimmt. Bei niedrigen Geschwindigkeiten bleibt der Fußgänger lange mit dem Fahrzeug in Kontakt und rutscht dann praktisch von der Haube des bremsenden Fahrzeuges herab. Seine Endlage ist dicht vor dem zum Stillstand gekommenen Fahrzeug (Abb. 8). Bei höheren Kollisionsgeschwindigkeiten bewegt sich der Fußgänger nach Lösen vom Fahrzeug in einer höheren Flugbahn, evtl. mit Fortsetzung der Drehbewegung bis zum saltoförmigen Überschlag. Danach erfolgt der Aufprall auf die Straße in einem mehr oder minder großen Abstand (sog. Wurfweite) vom abgebremsten Fahrzeug (Abb. 9, 10). Bei mittleren Geschwindigkeiten kann schon der Ansatz der saltoförmigen Drehbewegung dazu führen, daß der Fußgänger eine ungünstige Relativlage zur Straße gewinnt und mit dem Kopf voran aufprallt.

Neben der durch den Anstoß unterhalb des Körperschwerpunktes bewirkten Drehbewegung um die Querachse wird dem Fußgänger durch den Fahrzeugstoß ein Drehimpuls auch um die Körperlängsachse vermittelt.

Der gesamte Unfallablauf — vom ersten Kontakt bis zur Ruhelage des Fußgängers — dauert 1,2 bis 2 Sec.

Innerhalb des komplexen Bewegungsablaufes des Fußgängers sind verschiedene Körperregionen verletzungsgefährdet, in erster Linie der Kopf, für den sowohl beim Primär-, als auch Sekundäranprall die größten Beschleunigungen gemessen werden. Dadurch gewinnt die Phase der Aufschaufelung große Bedeutung, denn die Weite des Aufwurfs bestimmt die Kopfaufschlagzone. Bei einer Lage des Stoßpunktes im ersten Bugdrittel der Gehrichtung des Fußgängers erfolgt die Aufschöpfung meist in Richtung Windschutzscheibe; bei randständigeren Stoßpunktlagen kann der Fußgänger auch schräg über die Motorhaube aufgeschöpft und zur Fahrzeugseite abgeworfen werden. Bis etwa 50 km/h besteht die Tendenz einer Verstärkung der Aufwurfweite (= Abstand vordere Stoßstange — Kopfaufschlagpunkt), wodurch die Kopfaufschlagzone zunehmend aus dem Bereich des relativ nachgiebigen Haubendeckelblechs in Richtung Windschutzscheibe und die festen Strukturen vor dieser verlagert wird. Bei hohen Geschwindigkeiten besteht wegen der geschwindigkeitsabhängigen Verstärkung der Rotationsbewegung des Fußgängers um die Körperquerachse die Tendenz einer Rückverlagerung des primären Kopfanprallpunktes zur vorderen Motorhaubenregion.

Einer der hier untersuchten Fußgänger erlitt schwere Halsschnittwunden der gleichen Art, wie sie als sog. Halskrause bei nicht angegurteten Autoinsassen zu beobachten sind. Ursache der Verletzung war eine Perforation der Windschutzscheibe mit dem Kopf nach Aufschaufelung auf die Motorhaube eines Kleinfahrzeuges.

Wie bereits erwähnt, werden Form und Ausmaß des Aufschöpfungsvorganges maßgeblich durch den Rotationsanteil der Fußgängerbewegung bestimmt, dessen Größenordnung nicht nur von der Kollisionsgeschwindigkeit, sondern auch vom Abstand des primären Anstoßpunktes zum Körperschwerpunkt des Fußgängers abhängt.

Der Einfluß der verschiedenen Bugformen der Fahrzeuge auf die Kinematik des Fußgängers ist in letzter Zeit durch Einsatz von Versuchsfahrzeugen mit variabler Frontgeometrie experimentell und durch rechnerische Simulation [33] untersucht worden. Tief gelegene Anstoßpunkte durch Personenwagen mit niedriger Stoßstange und Haubenkante wirken mit langem Hebelarm auf den Körperschwerpunkt und führen zu starker Rotation und damit zu großen Aufprallgeschwindigkeiten des Kopfes. Überdies begünstigt eine tiefe Haubenkante und flache Haube das Unterfahren des Schwerpunktes und damit eine große Aufwurfweite, wodurch der Aufschlagpunkt des Kopfes in die Region der festeren Strukturen vor der Windschutzscheibe gerät. Die Beschleunigung für den Kopf liegt bei diesem Unfalltyp meist wesentlich höher als die des Thorax und Beckens.

Zu ungünstigen Bewegungsabläufen scheint auch ein stark vorstehender vorderer Stoßfänger bei mittlerer Haubenkantenhöhe zu führen. Durch den zeitlichen Abstand des Stoßstangen- und Haubenkantenanstoßes entsteht eine flache Flugbahn des Fußgängers mit der Tendenz eines Kopfaufschlags in der relativ festen Zone der vorderen Haubenkante.

Bei hohen Kollisionsgeschwindigkeiten begünstigen eine stark überragende Stoßstange und eine flache vordere Haubenkante infolge Einleitung eines großen Drehmoments die Tendenz zum Überschlagen des Fußgängers im weiteren Bewegungsablauf nach Lösung vom Fahrzeug.

Bei höheren Haubenkanten scheint sich das Ausmaß der Aufschöpfung zu verringern, da mit zunehmender Höhe des Anstoßpunktes und dessen zentraleren Lage der Rotationsanteil in der Fußgängerbewegung abnimmt. Bei Anstößen im Beckenbereich oder kurz darunter knickt der kollidierte Fußgänger im allgemeinen im Bereich der Lendenwirbelsäule stärker ein, im Gegensatz zu der mehr gestreckten Aufschöpfung bei Anstoß niedriger Haubenkanten [33]. Starke Abrundungen des Haubenprofils führen meist zu relativ weiten Aufschaufelungen.

Verringerungen der Festigkeit des Fahrzeugbugs zeigten im Versuch folgende Tendenzen: Geringere maximale Beschleunigungen beim Aufprall auf Zonen reduzierter Steifigkeit, stärkeres Unterfahren des Fußgängerschwerpunktes bei abgeschwächter Rotationsbewegung, damit auch Verminderung der Neigung zum saltoförmigen Überschlagen und günstigere Auftreffbedingungen beim Sekundäranprall auf die Straße [33]. Wieweit die verschiedenen Bugformen einen Weg darstellen können, um die Unfallschwere des Fußgängers zu mildern und welche Bugformen für ein größeres Kollektiv von Fußgängern optimale Bedingungen bieten, ist bis heute noch nicht zu beantworten.

Beim Anprall kastenförmiger Fahrzeuge erfolgt eine stoßartige Beschleunigung des Fußgängers in Fahrtrichtung des Fahrzeuges. Die Drehbewegung um die Querachse tritt nur angedeutet in Erscheinung, jedoch findet auch hier eine deutliche Drehbewegung um die Längsachse statt [14]. Der Kopfaufschlag erfolgt sehr häufig im Bereich der festen Strukturen des Windschutzscheibenrahmens oder der Scheibenwischer. Die Ablösung des Fußgängers vom bremsenden Fahrzeug erfolgt in flacher, niedriger Flugbahn, bei der der Körperschwerpunkt über die Normallage nicht oder nur wenig hinauskommt. Bei Landung auf der Straße besteht eine relativ hohe Horizontalgeschwindigkeit mit großer Rutschweite, woraus im allgemeinen ein großer Abstand zwischen dem zum Stillstand gekommenen Fahrzeug und der Ruhelage des Fußgängers resultiert.

Kinder und sehr kleinwüchsige Erwachsene zeigen aufgrund anderer Relationen zur Buggeometrie bei Kollisionen mit Kraftfahrzeugen Bewegungsabläufe, die von denen des normal großen Erwachsenen abweichen. Bei sehr tiefen Anstoßpunkten durch Fahrzeuge mit extrem flacher Motorhaube kann es zwar auch bei dieser Fußgängergruppe zu Bewegungsabläufen kommen, die denen normal großer Erwachsener ähnlich sind, in den meisten Fällen verläuft jedoch der Zusammenstoß zwischen Personenkraftwagen und sehr kleinwüchsigen Personen ähnlich wie die Kollisionen Erwachsener normaler Größe mit kastenförmigen Fahrzeugen. Der primäre Anstoßpunkt liegt zentraler, häufig im Beckenbereich oder darüber, so daß diese Fußgänger in Fahrtrichtung umgestoßen werden. Es resultieren größere Rumpfbelastungen als bei der Kollision normal großer Erwachsener mit Personenkraftwagen.

Aufgrund des hohen Anteils translatorischer Beschleunigung kann sich ein Anprall an Hindernisse beim Rollen und Rutschen nach dem Sekundäranprall verhängnisvoll auswirken.

Eine relativ häufige Kollisionsform stellt der Zusammenprall eines Fußgängers mit der Fahrzeugseite (streifende Kollision) dar, meist dadurch verursacht, daß der Fußgänger aus Unachtsamkeit gegen ein passierendes Fahrzeug oder dessen Anhänger läuft oder nach Überqueren der Fahrzeugspur noch von der Fahrzeugseite erfaßt wird. Bei diesem Unfalltyp treten nur geringe oder keine Beschleunigungen des Fußgängers in Fahrtrichtung des Kollisionsfahrzeuges auf. Der Körperschwerpunkt wird nicht oder nur unwesentlich aus seiner Normallage angehoben, meist erfolgt schon unmittelbar nach dem Kontakt des Fußgängers mit dem Fahrzeug eine Abwärtsbewegung, so daß die Sturzhöhen des Sekundäraufpralls gering sind. In vielen Fällen wird dem Fußgänger beim Anprall an seitliche Fahrzeugflächen und -strukturen eine Drehbewegung um seine Längsachse vermittelt. Häufiger Verletzungsvorgang bei streifenden Kollisionen ist der Anprall an seitlich überragende Fahrzeugstrukturen (z.B. Seitenspiegel eines LKw) oder die vorderen Seitenholme (Abb. 13).

Einige Fußgänger verunglücken ohne wesentlichen Fahrzeuganprall, sie werden von langsam bewegten (z.B. abgebremsten) Fahrzeugen mit nur geringer Energie einfach umgestoßen. Der Fahrzeugstoß führt nicht zu Verletzungen, ist vielmehr nur die Ursache eines Sturzes, der so verläuft, wie Stürze aus anderer Ursache ohne spezifische Bewegungsvorgänge. Das Hauptkontingent der Fußgänger, die durch diese einfachen Unfallkonstellationen verletzt wird, sind alte und gebrechliche Personen.

Der Bezug der Meßergebnisse von Unfallsimulationen und der errechneten Ergebnisse auf die Biomechanik des Menschen und die Abschätzung der Unfallschwere aus unfallmechanischen und biomechanischen Kennwerten ist schwierig. Die Frage der Erträglichkeitsnormen menschlicher Organe und Gewebsstrukturen unter dynamischer Belastung wird vor allem in den USA seit Jahren intensiv untersucht. Durch Darstellung eines Unfallschwereindex wird versucht, die Verbindung zwischen Unfallmechanik und Biomechanik herzustellen. Neue Erkenntnisse auf dem Gebiet der Biomenchanik zeigen, daß die heute noch angewandten, auf die Erträglichkeitskurve von Patrick aufgebauten Schutzkriterien, wie der SI und das HIC das Verhalten des Menschen nicht ausreichend repräsentieren. Auf dieses Problem soll in dieser Arbeit nicht weiter eingegangen werden.

6 Verletzungszustände

Die Traumatologie der im Straßenverkehr verunglückten Fußgänger ist weniger spezifisch, als die der Autoinsassen, jedoch führt auch beim Fußgänger eine spezielle Unfallmechanik mit ähnlich wiederkehrenden Bewegungsabläufen zum gehäuften Auftreten bestimmter Einzelverletzungen und zu typischen Verletzungskombinationen.

In der nachfolgenden Differenzierung des Gesamtmaterials stellt der Verletzungszustand des einzelnen Fußgängers (die Verletzung einer Körperregion oder der Komplex kombinierter Verletzungen) das Kriterium für die Kategorisierung dar. Um eine Zergliederung des Materials in eine unübersichtliche Zahl verschiedener, schließlich nur noch unwesentlich differierender Verletzungszustände zu vermeiden, werden als Einzelverletzung und in den Verletzungskomplexen nur Verletzungen bestimmter Schweregrade erfaßt, solche, die für die Prägung des Gesamtverletzungsbildes von untergeordneter Bedeutung sind, bleiben unberücksichtigt. Die Extremitätenverletzungen entsprechen — mit Ausnahme von 5 Fällen von Kniebandzerreißungen — in allen anderen Fällen Frakturen, Luxationen oder Luxationsfrakturen. Distorsionen und Prellungen werden nicht als Einzelverletzungen dargestellt und auch in den Verletzungskomplexen nicht berücksichtigt, sondern in die Kategorie der Bagatellverletzungen eingeordnet, ebenso einfache Weichteilwunden von geringer Tiefe und unter 7 cm Länge. In der Kategorie Weichteilverletzungen sind nur Fälle isolierter, größerer Weichteilwunden erfaßt, Weichteilverletzungen im Zusammenhang mit offenen Frakturen sind an die Fraktur gebunden in das Gesamtschema eingeordnet. Die Beckenverletzungen sind ausnahmslos Frakturen. Die Wirbelsäulenverletzungen entsprechen Frakturen und Luxationen, in einem Fall einer schweren Halsmarkschädigung, bei negativem Röntgenbefund der Halswirbelsäule.

Unter Anwendung dieser Einteilungskriterien ist das Gesamtmaterial in die in Tabelle 4 und Abb. 11 dargestellten Verletztengruppen zu differenzieren.

Obgleich in jedem Fall der hier untersuchten Fußgängerunfälle eine so eindrucksvolle Kollision des Fußgängers mit einem Verkehrsfahrzeug stattgefunden hatte, daß der Betroffene als krankenhausbehandlungsbedürftig angesehen worden war, liegt bei gut einem Viertel (27,5%) der hier untersuchten Fußgänger ein nur leichter Verletzungszustand vor. Er unterscheidet sich nicht von Verletzungen durch andere Ursachen und zeigt keine

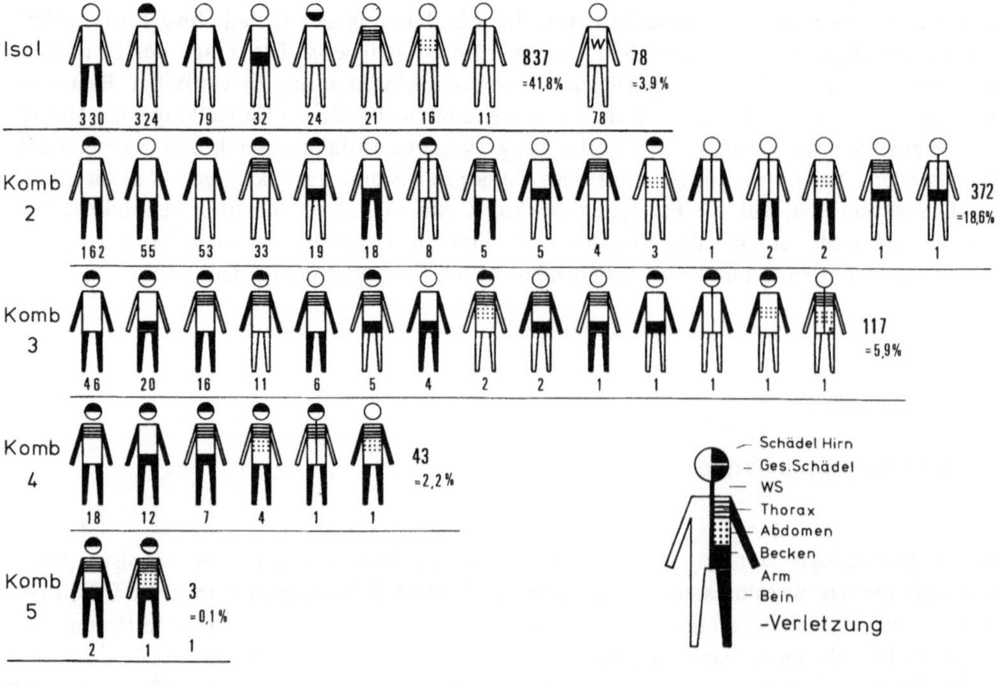

Abb. 11. Differenzierung der Art und Häufigkeit der bei den verunglückten Fußgängern vorliegenden Verletzungszustände (n = 2000)

Tabelle 4. Differenzierung des Gesamtmaterials nach Verletzungszuständen der Fußgänger. Die angegebenen Prozentzahlen sind auf das Gesamtmaterial (n = 2000) bezogen

Fußgänger mit isolierter Verletzung einer einzelnen Körperregion (ISOL)		837 = 41,8%
isolierte größere Weichteilverletzung (W)		78 = 3,9%
Fußgänger mit Verletzungskombinationen mehrerer Körperregionen (KOMB)		
2 Körperregionen (KOMB 2)	372 (18,6%)	
3 Körperregionen (KOMB 3)	117 (5,9%)	
4 Körperregionen (KOMB 4)	43 (2,2%)	
5 Körperregionen (KOMB 5)	3 (0,1%)	535 = 26,8%
Fußgänger mit leichten Verletzungen (BAGATELLVL)		550 = 27,5%

spezifischen Merkmale (Prellungen, z.T. mit multipler oder flächenhafter Hämatombildung, Distorsionen, unkomplizierte Weichteilwunden unter 7 cm Länge). Die Mehrzahl dieser Fußgänger wurde durch streifende Kollisionen oder durch Zusammenstöße mit Fahrzeugen verletzt, die sich beim Anprall — meist infolge Abbremsung — nur mit geringer Geschwindigkeit bewegten.

Fußgänger fühlen sich unter dem Eindruck des Duells mit dem ungleichen Kontrahenten Kraftfahrzeug häufig schwerer verletzt, als sie es tatsächlich sind. Kein anderer Verkehrsteilnehmer ist aber auch nach einem nicht verschuldeten Unfall so auf „Wiedergutmachung" eingestellt, wie der verunglückte Fußgänger. Denn die Konfrontation des Fußgängers mit einem Kraftfahrzeug ist durch die ungleiche Kraftverteilung und die absolute Unterlegenheit für ihn deprimierend und demütigend und fixiert sein Denken darauf, wenigstens in späteren Runden der Auseinandersetzung einen Erfolg zu verbuchen. Deshalb bestehen Fußgänger nach Unfällen häufig darauf, im Krankenhaus untersucht zu werden, weil sie sich von dessen besseren diagnostischen Möglichkeiten die solidere Basis für spätere Haftpflichtansprüche versprechen.

Die größte Einzelfraktion des Gesamtkontingents stellen mit 837 Fällen (= 41,8%) Fußgänger mit Verletzung einer einzelnen Körperregion. Im Vordergrund stehen die isolierten Beinverletzungen, mit 330 Fällen (= 16,5%) der häufigste isolierte Verletzungszustand überhaupt. Es folgt in nur geringem zahlenmäßigen Abstand — 324 (= 16,2%) — das isolierte Schädelhirntrauma. Demgegenüber treten die Verletzungen anderer Körperregionen in den Hintergrund, isolierte Becken-, Thorax-, Wirbelsäulen- oder Abdominalverletzungen stellen mit einer Häufigkeit um 1% seltene Verletzungszustände verunglückter Fußgänger dar. Lediglich die isolierten Armverletzungen sind mit 4% etwas häufiger.

Bei mehr als einem Viertel (26,8%) der Fußgänger liegen Verletzungskombinationen mehrerer Körperregionen (Verletzungskomplexe) vor. Insbesondere in dieser Fraktion markieren sich spezifische Verletzungsmuster mit deutlichem Bezug auf die Unfallmechanik, speziell den mehrphasigen Bewegungsablauf des kollidierten Fußgängers. Als Kontrahent dominiert der Pkw. noch stärker als in den anderen Verletzungsgruppen: 90,5% der Kombinationsverletzten kollidierten mit Personenkraftwagen, nur 9,5% mit anderen Straßenfahrzeugen, überwiegend Lastkraftwagen.

Stark im Vordergrund steht die Kombination: Kopf-Beinverletzung, die bei 162 Fußgängern (= 8,1%) ohne sonstige Verletzungen und in 127 weiteren Fällen in Verletzungskom-

24

plexen — insgesamt also in 289 Fällen (= 14,5%) — vorliegt. Damit stellt die Kopf-Beinverletzung das häufigste Grundmuster kombinierter Fußgängerverletzungen dar und zwar speziell nach Kollisionen mit Personenkraftwagen, die in 98% der Fälle mit dieser Verletzungskombination die Kollisionspartner sind. Unfallmechanisch liegt diesem Verletzungsmuster in den meisten Fällen ein frontaler Aufprall mit primärem Stoß gegen die Beine und nachfolgendem Kopfaufschlag des aufgeschaufelten Fußgängers zugrunde (Abb. 8,9,10).

Die unfallmechanische Fortsetzung dieses Verletzungsmusters stellt die Kombination der Kopf-Beinverletzung mit zusätzlicher Verletzung einer Rumpfregion dar. Dieses Verletzungsmuster liegt in 81 Fällen (= 4,1%) vor.

Die kombinierte Verletzung stellt gegenüber der Verletzung einer einzelnen Körperregion zwar nicht in jedem Einzelfall den schwereren Traumatisierungszustand dar, im Gesamtdurchschnitt sind jedoch die Fußgänger mit Verletzungskombinationen von zwei oder mehreren Körperregionen die schwerer Verletzten. Außerdem kann davon ausgegangen werden, daß auch die Anzahl der verletzten Regionen ein Merkmal für die Verletzungsschwere ist, Fußgänger mit Verletzungen von drei, vier oder fünf Regionen sind im Gesamtdurchschnitt schwerer verletzt als solche mit Verletzungskombinationen von zwei Körperabschnitten. Unter dieser Annahme kann der Anteil der Kombinationsverletzten innerhalb der einzelnen Altersgruppen als brauchbarer Parameter angesehen werden, um die unterschiedliche Verletztlichkeit des Fußgängers in den verschiedenen Altersperioden zu kennzeichnen (Abb. 12). Tatsächlich steigt der Anteil kombinierter Verletzungszustände im Alter deutlich und zunehmend an. Während er in den Altersgruppen des jungen und mittleren Erwachsenenalters von 20 bis 50 Jahre ziemlich gleichmäßig um 26% liegt, erhöht er sich bereits in der Altersgruppe 50 bis 60 Jahre sprunghaft auf 33,7%, um in der Altersgruppe 60 bis 70 Jahre 45,2% und in der Altersgruppe 70 bis 80 Jahre 48,9% zu erreichen. Und zwar steigt nicht nur der Anteil kombinierter Verletzungszustände insgesamt, es tritt gleichzeitig eine Verlagerung zu den schwereren Komplexen kombinierter Verletzungen

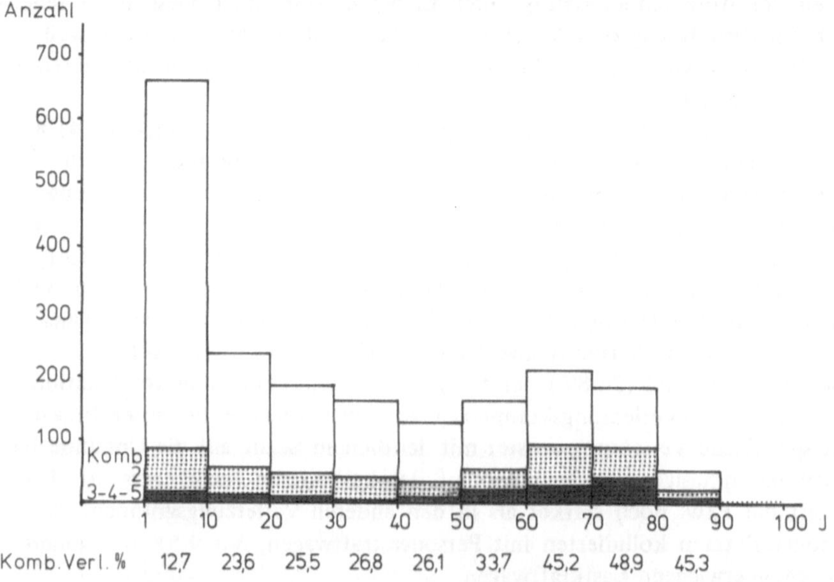

Abb. 12. Anteil der Verletzungskomplexe mit Verletzung von 2 (Komb. 2) oder mehreren Körperregionen (Komb. 3-4-5) in den einzelnen Altersgruppen

ein. Vergleicht man auf dieser Basis die Verletzungsschwere, so ist festzustellen, daß der primäre Verletzlichkeitsgrad des alten Menschen zwischen 60 und 80 Jahren fast doppelt so hoch ist wie der des Jugendlichen und jungen Erwachsenen bis zum 40. Lebensjahr. Dazu kommt die sehr viel ungünstigere Verlaufsprognose bei alten Menschen insbesondere durch das wesentlich häufigere Auftreten mittelbarer Unfallfolgen, speziell bei polytraumatisierten Alten. Indices, die zur Kennzeichnung der Verletzungsschwere angewandt werden, lassen vielfach das Alter unberücksichtigt und vermindern dadurch ihren Aussagewert.

Einige Muster kombinierter Verletzungen zeigen bemerkenswerte Altersverteilungen. Bei der Kombination: Kopf-Beinverletzung liegt der Schwerpunkt bei den Altersgruppen 1 bis 10 Jahre, sowie 60 bis 80 Jahre. Einen unverhältnismäßig hohen Anteil stellen die Altersgruppen 60 bis 80 Jahre auch bei der Kombinationsverletzung: Arm-Bein, sowie Arm-Bein-Kopf.

Einen für kleinkindliche Fußgänger sehr typischen Verletzungskomplex stellt die Kombination: Schädelhirntrauma-Thoraxverletzung-Abdominalverletzung (Milzruptur) — Oberschenkelbruch dar. Aufgrund der Einprägsamkeit ist man geneigt, dieses Muster als häufig anzusehen. Tatsächlich ist es unter den hier untersuchten Fußgängerunfällen jedoch nur mit vier Fällen (4,4,5,5 J.) vertreten, die jedoch selbst in den Details der Lokalbefunde so stark übereinstimmen, daß dieser Komplex, obgleich nicht häufig, als sehr typisch für kleinkindliche Fußgänger anzusehen ist.

7 Die verletzten Körperregionen

7.1 Schädelhirnverletzungen (SHV)

Mit 750 Fällen (= 37,5%) stellen SHV den häufigsten Verletzungszustand der hier untersuchten Fußgänger dar. Auch hinsichtlich der Verletzungsschwere stehen Schädelhirntraumen absolut im Mittelpunkt der Traumatologie des Fußgängers, sie vor allem bestimmen auch die Prognose quoad vitam. In 324 Fällen besteht das Schädelhirntrauma als solitärer Verletzungszustand, die Mehrzahl der SHV liegt jedoch im Rahmen komplexer Verletzungszustände, wobei diese SHV im Gesamtdurchschnitt die schwereren sind. Wie bereits erwähnt, stellt die Kombination: SVH-Beinfrakturen mit 289 Fällen (= 14,5% der Gesamtunfälle, 38,5% der SHV) das häufigste Grundmuster komplexer Verletzungszustände dar. Es wird fast ausnahmslos (98%) durch Kollisionen mit Personenkraftwagen verursacht. Dagegen spielen bei Fußgängern mit solitären SHV auch andere Verkehrsfahrzeuge, vor allem Lastkraftwagen, Busse und Straßenbahnen, seltener auch Krafträder, mit 16% als Kontrahenten eine relativ große Rolle.

Die Ermittlungen zum Unfallhergang ergeben, daß den Schädelhirnverletzungen des Fußgängers im wesentlichen folgende Unfallkonstellationen zugrunde liegen:

— Anprall des Fußgängers an den Fahrzeugbug pontonförmiger Fahrzeuge, Kopfaufschlag in der Aufschöpfungsphase.
— Anprall des Fußgängers an die Fahrzeugfront kastenförmig gebauter Fahrzeuge mit Anprall des Kopfes an vordere Fahrzeugstrukturen (Windschutzscheibe und deren

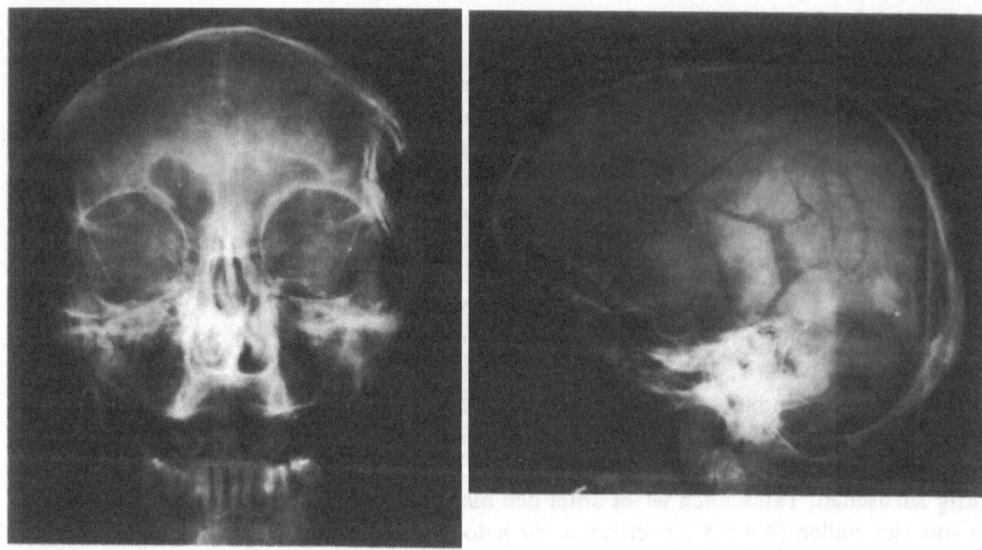

Abb. 13. Impressionsfraktur (equatorial frakture) im Scheitelbeinbereich, verursacht durch die in Kopfhöhe gelegene Halterung eines Lkw-Außenspiegels. Das Frakturzentrum entspricht etwa dem Abdruck des Tatwerkzeuges. Unfallkonstellation: Seitliches Hineinlaufen des Fußgängers in einen vorbeifahrenden Lkw.

Rahmen, Scheibenwischerstrukturen). Eine unfallmechanisch ähnliche Konstellation stellt der Anprall des Fußgängers an Fahrzeuge mit absolut (LKw bei Erwachsenen) oder relativ (PKw bei Kindern) hoher vorderer Motorhaubenkante dar.

— Anprall an seitliche Strukturen durch Hineinlaufen des Fußgängers in ein vorbeifahrendes Fahrzeug (Abb. 13).

— Sekundäraufprall nach Lösen des Fußgängers vom Fahrzeug mit Flugbahn in Fahrtrichtung oder nach Überwurf über die Motorhaube zur Fahrzeugseite.

Einen gewissen Hinweis auf die anprallende Schädelregion ergibt die Lokalisation der Kopfwunden. Sie ist sicher nicht in jedem Fall identisch mit dem Ort der Gewalteinwirkung, die das Schädelhirntrauma herbeiführte, überwiegend wird ein solcher Zusammenhang jedoch angenommen werden können, zumal 90% der Kopfwunden auf nur eine Schädelregion beschränkt sind.

Etwa die Hälfte (48%) der schädelhirnverletzten Fußgänger weisen Kopfwunden auf, von denen mehr als die Hälfte (52%) im Stirn-Gesichtsbereich liegen und je 20% an der Kopfseite oder im Hinterhauptsbereich. Die restlichen 8% sind kombinierte Kopfwunden mehrerer Schädelregionen, aber auch hier finden sich in fast allen Kombinationen Stirn- und Gesichtswunden, so daß diese Wundlokalisation bei knapp zwei Dritteln der Fußgänger mit Schädelhirntraumen vorliegt. Bei schädelhirnverletzten Fußgängern, deren Kopfwunden im Stirn-Gesichtsbereich oder in der Scheitelbeinregion liegen, beträgt der Anteil schwerer Hirnverletzungen etwa ein Drittel. Bei Lokalisation der Wunden im Hinterhauptsbereich sind die Schädelhirnverletzungen im Gesamtdurchschnitt leichter. Von diesen sind nur ein Viertel als schwere Schädelhirntraumen anzusprechen.

Bei 35 der hirnverletzten Fußgänger liegen Frakturen des Gesichtsschädels vor.

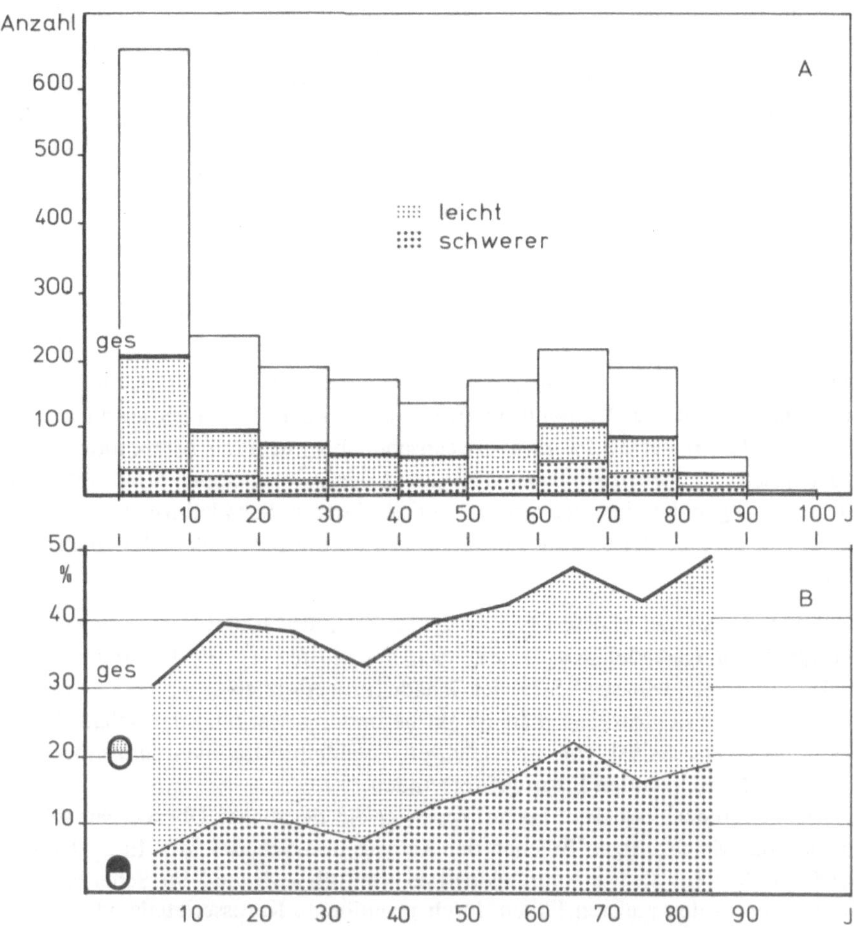

Abb. 14. A Absolute Häufigkeit leichter und schwererer Schädelhirnverletzungen und Vertei
lung auf die einzelnen Altersgruppen. **B** Prozentanteil Schädelhirnverletzte in den Altersgruppen (n = 750)

Das auffällige Dominieren der Stirn- und Gesichtswunden weist darauf hin, daß eine ver-
hältnismäßig große Zahl der schädelhirnverletzten Fußgänger mit dem Stirn-Gesichtsbereich auf das Fahrzeug aufschlägt. Offensichtlich erfolgt die in der Unfallmechanik be-
schriebene Drehbewegung des Fußgängers um seine Körperlängsachse in der ersten Phase
der Primärkollision häufig zum Fahrzeug hinwendend. Wahrscheinlich begünstigt auch die
bessere Flexionsbeweglichkeit des Körpers bei relativ großer Steifigkeit der Reklination
den Aufschlag des Kopfes. Bei Aufschaufelungen über die Körperseite schützt die Schulter-
breite den Kopf innerhalb gewisser Grenzen vor Aufschlägen oder mildert diese zumindest
doch ab.

Bei der nachfolgenden Differenzierung des Schweregrades der Schädelhirntraumen wird
unterschieden zwischen Hirnschäden inform der „gewöhnlichen" Commotio cerebri und
solchen, deren Schweregrad über diesen Zustand hinausgeht. Dieses einfache Differenzierungsprinzip ist speziell für die Schädelhirnverletzungen des Fußgängers ausreichend, denn

es stellt ein auffallendes Merkmal dieser Verletzungen dar, daß das Feld mittelschwerer Verletzungen sehr klein ist und fast eine Polarisierung in die Extreme leichte oder schwere Schädelhirnverletzung besteht. Die über eine Commotio cerebri hinausgehenden Schädelhirntraumen stellen zu über 80% schwere und schwerste Schädelverletzungen dar, fast ausnahmslos verbunden mit gleichzeitigen Frakturen der Kalotte und der Schädelbasis.

Unter Anwendung dieses Differenzierungsprinzips ergibt sich folgendes Bild der Schweregrade von Schädelhirnverletzungen bei Fußgängern:

Commotio cerebri	531 (= 71% der SHV)
Schwere Schädelhirnverletzungen	219 (= 29% der SHV)

Die Häufigkeit der Schädelhirnverletzungen nimmt in den Altersgruppen nach dem 40. Lebensjahr ständig zu. Während ihr Anteil bei Kindern mit noch kindlichen Proportionen (1 bis 10 Jahre) bei 30,5% und Erwachsenen bis mittleren Alters unter 40% liegt, steigt er nach dem 50. Lebensjahr über 40% an. In den Altersgruppen 50 bis 60 Jahre und 80 bis 90 Jahre. liegen bei fast der Hälfte der Verletzten Schädelhirntraumen vor. Und zwar steigen die Anteile der Commotio cerebri etwa proportional dem Anteil der schweren SHV (Abb. 14).

Bei mehr als der Hälfte (59,5%) der schädelhirnverletzten Fußgänger liegen Schädelfrakturen vor (Schädelbasis: 12,8%, Schädelkalotte: 21,5%, kombinierte Frakturen der Kalotte und Schädelbasis: 25,2% der Schädelhirnverletzten).

Diese große Frakturhäufigkeit ist ein besonderes Merkmal der Schädelhirnverletzungen des Fußgängers. Selbst von den leichten Schädelhirntraumen sind etwa ein Drittel mit Frakturen (einschließlich Fissuren) verbunden.

Die Differenzierung des Frakturtyps zeigt ein deutliches Überwiegen schwerer Frakturformen mit gleichzeitigen Brüchen der Kalotte und Schädelbasis. In 32 Fällen (= 4,3% der Schädelfrakturen) liegen Impressionsfrakturen, überwiegend im Scheitelbeinbereich, vor. Sie werden in den meisten Fällen durch prominente Karosserieteile oder die Seitenpfosten des Windschutzscheibenrahmens verursacht, insbesondere bei streifenden Kollisionen.

Ein Vergleich der Schädelverletzungen des Fußgängers mit denen von Autoinsassen (n = 3900), die in dem etwa gleichen Untersuchungszeitraum — also vor der Ära höherer Angurtquoten — in der hiesigen Klinik behandelt wurden, zeigt, daß die Häufigkeit von Schädelhirnverletzungen insgesamt bei beiden Kollektiven gleich groß ist, der Anteil schwerer Schädelhirnverletzungen bei Fußgängern jedoch 2,2 mal und derjenige der Schädalfrakturen 1,7 mal höher liegt als bei Autoinsassen ohne Rückhaltesystem.

Einen deutlichen Hinweis auf die höhere Verletzlichkeit alter Menschen gibt der Anteil der Schädelfrakturen an der Gesamtzahl der Schädelhirnverletzten in den einzelnen Altersgruppen. Mit ansteigendem Alter sind Schädelhirnverletzungen zunehmend mit Schädelfrakturen verbunden. Nach dem 60. Lebensjahr liegen bei mehr als zwei Dritteln der schädelverletzten Fußgänger Schädelfrakturen vor, wobei die Altersgruppe 60 bis 70 Jahre mit 72% die höchste Frakturquote bei den Schädelhirnverletzten aufweist. Die Altersgruppen 70 bis 80 und 80 bis 90 Jahre liegen mit 68,8% bzw. 69,2% nur wenig darunter (Abb. 15).

Auch die Frakturformen verändern sich mit zunehmendem Lebensalter. In steigendem Maße treten die schweren Typen von Schädelfrakturen mit gleichzeitigem Bruch der Kalotte und Schädelbasis in den Vordergrund (Abb. 15, untere Kurven).

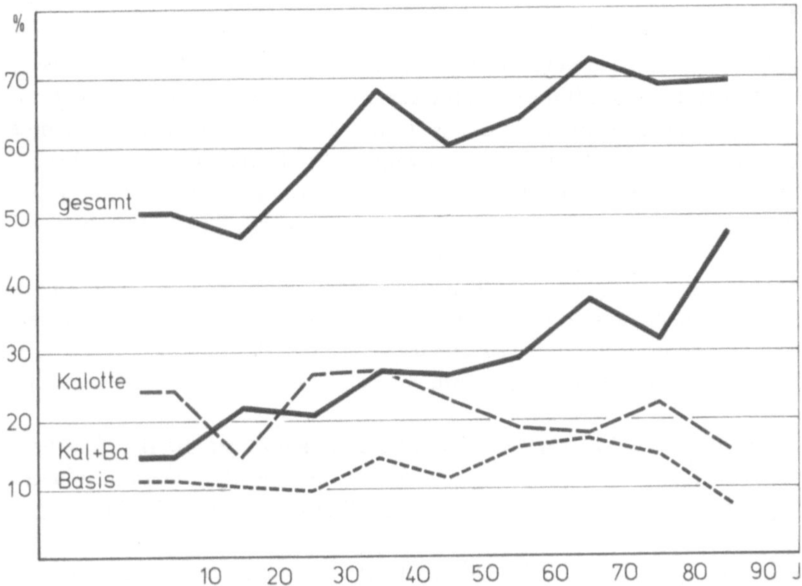

Abb. 15. Häufigkeit von Schädelfrakturen bei Schädelhirnverletzten in den Altersgruppen (n = 446). *Obere Kurve:* Schädelfrakturen gesamt. *Untere Kurven:* getrennte Darstellung der einzelnen Frakturformen

Nach dem 50. Lebensjahr entsprechen etwa 50% der Schädelfrakturen dieser Frakturform. Dagegen liegt im Kindesalter bis zu 10 Jahren der Anteil dieser Frakturform bei 29% und in den mittleren Erwachsenenjahrgängen bei 40%.

Schädelhirnverletzungen stehen als Todesursache im Straßenverkehr verunglückter Fußgänger absolut im Vordergrund. Hierauf wird im Kapitel der tödlich verunglückten Fußgänger näher eingegangen.

7.2 Verletzungen der Beine

Verletzungen der unteren Extremitäten sind mit 743 Fällen (= 37,2%) etwa so häufig wie die Schädelhirntraumen, jedoch kommt ihnen bezüglich der Prognose nicht annähernd die Bedeutung zu wie den Kopfverletzungen. Für Fußgänger älterer Jahrgänge können jedoch auch Beinverletzungen durch komplizierende mittelbare Unfallfolgen lebensbedrohlich sein. Vor allem von den Beinverletzungen wird die Dauer der Behandlungsbedürftigkeit nach dem Unfall bestimmt. Es erlitten

Beinfrakturen[1]   713 (= 35,7%),
Weichteilverletzungen der Beine[2]   30 (= 1,5%).

---

1 In das Kollektiv der Beinfrakturen sind 6 Fälle isolierter Kniebandverletzungen, meist mit Knochenausrissen, mit aufgenommen.
2 Weichteilverletzungen bei offenen Frakturen werden hier nicht berücksichtigt, sie sind an die Fraktur gebunden eingeordnet.

7.2.1 Frakturen der Beine

Die Beinfrakturen der im Straßenverkehr verunglückten Fußgänger werden überwiegend durch den Anprall des vorderen Stoßfängers verursacht, der distal des Kniegelenkes nur wenig durch Weichteilpolster gedämpft wird. Es treten große, umschrieben wirkende Stoßkräfte auf, die charakteristische Frakturtypen erzeugen. Ein kleiner Teil der Frakturen entsteht durch Anprall der vorderen Motorhaubenkante. Nur wenige Frakturen sind Folge des Sekundäranpralls, vor allem die hüftnahen Oberschenkelbrüche älterer Fußgänger.

Das hier für die Beinfrakturen angewandte Differenzierungsprinzip unterscheidet im Interesse der Übersichtlichkeit lediglich zwischen den Beinabschnitten Ober- und Unterschenkel, ohne weitere Kennzeichnung des Frakturtyps und der Lokalisation (Unterschenkelfrakturen stellen im Gesamtdurchschnitt Brüche folgender Lokalisation dar: Tibiaschaft 65,6%, Tibiakopf 14,7%, Fibulaschaft 7,5%, Sprunggelenk 8,4%, Fuß 2,3% Patella und Knieband 1,5%).

Trotz der Vielfältigkeit der Frakturformen und -lokalisationen zeigen die Beinfrakturen im Straßenverkehr verunglückter Fußgänger einige Merkmale, die dem Gesamtkollektiv eine spezifische Prägung geben, zum Teil auch den Lokalbefund als typische Fußgängerverletzung markieren:

- In mehr als der Hälfte der Fälle (53,7%) sind die Beinfrakturen mit Verletzungen anderer Körperregionen kombiniert. Oft stellt selbst die schwere, mehrfache Beinverletzung im Gesamtkomplex einen zweitrangigen Verletzungszustand dar.
- Bei 21% der Fußgänger mit Beinfrakturen liegen Brüche mehrerer Beinregionen vor (homolaterale Ober- und Unterschenkelfrakturen, bilaterale Frakturen).
- Die verschiedenen Frakturzustände zeigen typische altersmäßige Schwerpunkte.
- Bei über einem Drittel der Fußgänger mit Beinfrakturen liegen offene Frakturen vor.
- Die spezielle Unfallmechanik des umschriebenen Stoßes verursacht typische Frakturformen, die in dieser Art nur bei ungeschützten Verkehrsteilnehmern, hier in erster Linie bei Fußgängern, zu beobachten sind.

Bei Fußgängern, die Beinfrakturen erlitten, dominiert der Pkw. mit 94,7% als Kollisionspartner stärker als im Gesamtdurchschnitt. Andere Verkehrsfahrzeuge spielen als Verursacher von Beinfrakturen nur bei solitären Unterschenkelbrüchen und bei hüftnahen Oberschenkelbrüchen durch Umstoßen des Fußgängers eine Rolle. Frakturen mehrerer Beinregionen oder Beinfrakturen im Rahmen komplexer Verletzungszustände werden fast ausnahmslos (über 99%) nur durch Kollisionen mit Personenkraftwagen verursacht.

Frakturen eines Beinabschnitts. Bei der Mehrzahl der Fußgänger, die Beinfrakturen erlitten ist nur ein Beinabschnitt frakturiert: 564 (= 79,1% der Beinfrakturverletzten). An erster Stelle stehen mit 439 Fällen (= 61,6% der Beinfrakturverletzten) solitäre Unterschenkelbrüche mit der vorher genannten Verteilung der Frakturtypen und -lokalisationen (Abb. 16).

Demgegenüber treten solitäre Oberschenkelbrüche in den Hintergrund. Von den 125 Fällen dieser Verletzung sind die Hälfte Kinder bis zum 14. Lebensjahr. Dabei zeigt die Verteilung der Frakturen auf die einzelnen Jahrgänge dieses Altersbereichs einen deutlichen Rückgang der Häufigkeit solitärer Oberschenkelbrüche nach Erreichen einer bestimmten Körpergröße. Zweifellos stellt die Mehrzahl der kindlichen Oberschenkelfrakturen unfallmechanisch das Pendant zu der durch Stoß verursachten Unterschenkelfraktur des Erwachsenen dar, wie auch durch den Gesamtverletzungsstatus demonstriert wird. Die Frakturformen der kindlichen Oberschenkelbrüche entsprechen ausnahmslos Biegungsbrüchen, die zu 80% im proximalen Schaftdrittel einschließlich der subtrochantären Region lokali-

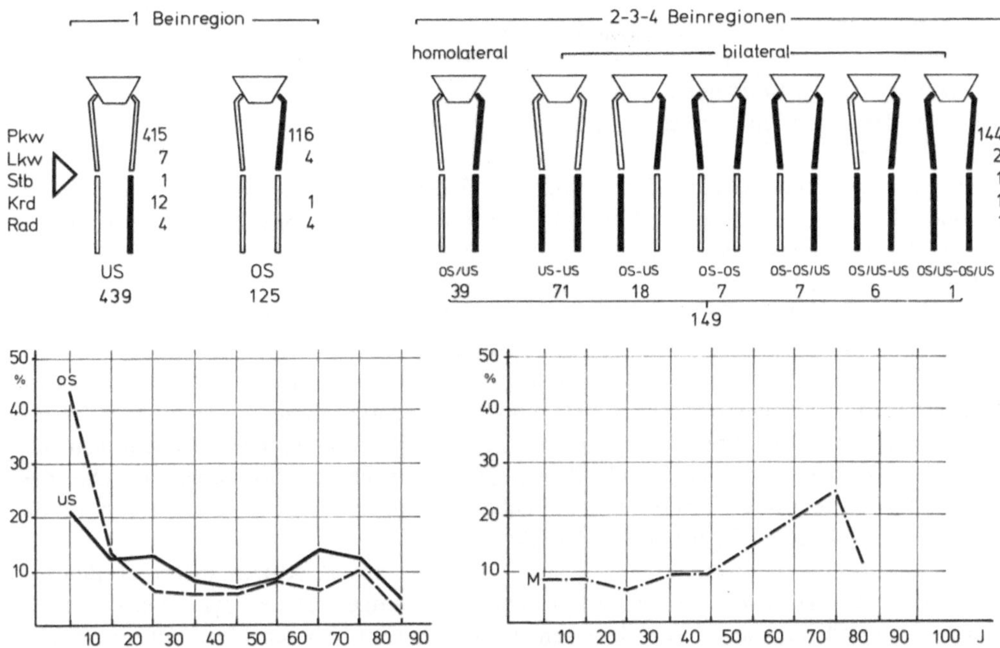

Abb. 16. Gesamtübersicht: Fußgänger mit Beinfrakturen (n = 713). Einteilung in die Gruppen: 1. Frakturen einer Beinregion (Oberschenkel, Unterschenkel), 2. Frakturen mehrerer Beinregionen (homo- und bilaterale Frakturkombinationen). *Unten links*: Alterszusammensetzung der Fußgänger mit solitären Ober- und Unterschenkelfrakturen. *Unten rechts*: Alterszusammensetzung der Fußgänger mit Frakturen mehrerer Beinabschnitte

siert sind. Vereinzelt kommen auch Frakturformen vor, die den später beschriebenen Stoßfrakturen des Unterschenkels bei Erwachsenen ähnlich sind. Die subtrochantären Oberschenkelbrüche der Kinder liegen immer in schweren Verletzungskomplexen.

Schenkelhals- und pertrochantäre Oberschenkelfrakturen stellen eine sehr seltene Verletzung kindlicher Fußgänger dar (ein Fall), bei den hier untersuchten Fußgängerunfällen sind sie erst nach den 50. Lebensjahr zu beobachten und zwar in den meisten Fällen als isolierter Verletzungszustand oder nur mit Verletzungen verbunden, wie sie nach hüftnahen Brüchen üblicher Genese zu beobachten sind (Radiusfrakturen, Oberarmkopffrakturen, einfache untere Scham- oder Sitzbeinbrüche). Diese Oberschenkelbrüche stehen mit der speziellen Unfallmechanik des Fußgängerunfalles nicht im Zusammenhang, sie entstehen überwiegend dadurch, daß der Fußgänger durch das Fahrzeug ohne wesentlich verletzenden Primärstoß zu Fall gebracht wird.

Frakturen mehrerer Beinabschnitte. Bei 149 Fußgängern (= 7,5% der Gesamtunfälle, 21% der Fußgänger mit Beinfrakturen) liegen Brüche mehrerer Beinregionen vor und zwar inform:

	% v. Gesamt-unfällen	% von Fußgängern mit Beinfrakturen
Homolateraler Ober- und Unterschenkelfrakturen	39	2	5,5
BilateralerFrakturen	110	5,5	15,4

Frakturen mehrerer Beinabschnitte liegen zu 78% in schweren komplexen Verletzungszuständen, die von mehr als der Hälfte der Fußgänger nicht überlebt wurden. Der Gesamtverletzungsstatus läßt erkennen, daß die Frakturen mehrerer Beinabschnitte in den meisten Fällen in der ersten Phase eines aufschöpfenden Bewegungsvorganges nach frontalem Anprall entstehen.

Die Alterszusammensetzung der Gruppe mit Frakturen mehrerer Beinabschnitte kennzeichnet deutlich den erhöhten Verletzlichkeitsgrad älterer Fußgänger. Schon vom 50. Lebensjahr an steigen die Kontingente der einzelnen Altersgruppen an, mehr als die Hälfte (54,8%) dieser Verletzten sind älter als 50 Jahre, wobei die Altersgruppe 70 bis 80 Jahre allein fast ein Viertel dieser Verletzten stellt (Abb. 16, rechtes unteres Diagramm).

Noch deutlicher tritt der Anstieg der Verletzlichkeit mit zunehmendem Lebensalter durch die Darstellung der prozentualen Häufigkeit von Mehrfachfrakturen in den einzelnen Altersgruppen in Erscheinung (Abb. 17). Während der Anteil dieses Verletzungszustandes im Kindesalter bis 10 Jahre nur bei 1,8%, in der Jugend und den jungen Erwachsenenjahrgängen bis 40 Jahre zwischen 5 und 7% liegt, steigt er nach dem 50. Lebensjahr über die 10%-Marke und vergrößert sich bis zum 80. Lebensjahr kontinuierlich: 50 bis 60 J. = 12,7% − 60 bis 70 J = 13,3% − 70 bis 80 J. = 19,4%.

Die Gruppe der beinverletzten Fußgänger, speziell mit Frakturen mehrerer Beinabschnitte, ist auch geeignet, die von verschiedener Seite aufgeworfene Frage zu erörtern, ob Frauen aufgrund ihres grazileren Knochenbaus und der im höheren Lebensalter größeren Osteoporoseneigung bei Fußgängerunfällen häufiger Knochenbrüche erleiden als Männer: In den jungen Erwachsenenjahrgängen 20 bis 40 Jahre, in denen sich der grazilere Knochenbau mit kleineren Knochenquerschnitten, aber noch nicht ein osteoporotischer Knochenabbau, nachteilig auf die Knochenfestigkeit auswirken könnten, liegt die Zahl der Beinfrakturen insgesamt bei weiblichen Fußgängern mit 34,3% leicht unterhalb der der Männer, auch die Zahl der Verletzten mit Frakturen mehrerer Beinabschnitte ist bei Frauen

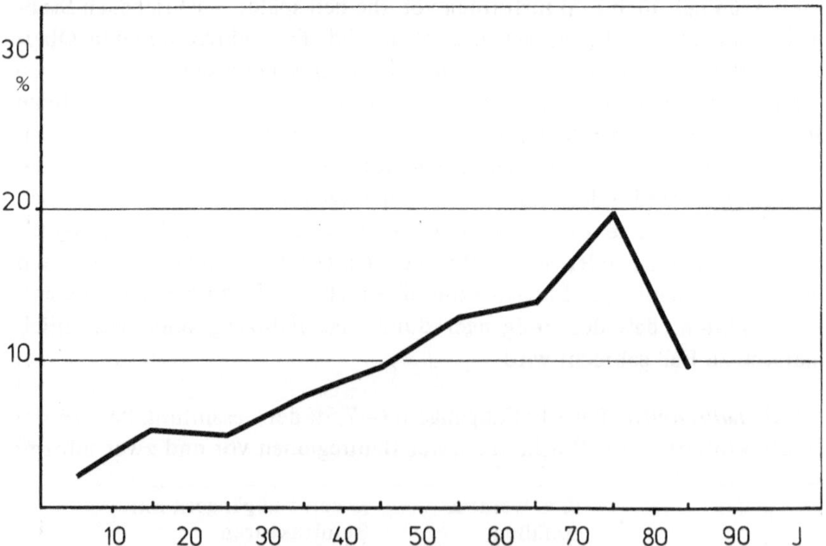

Abb. 17. Prozentuale Häufigkeit der Fälle mit Frakturen mehrerer Beinabschnitte in den einzelnen Altersgruppen (n = 149)

dieser Jahrgänge mit 4,7% kleiner als bei den Männern (8,5%). In den Jahrgängen über 50 Jahre liegt die Zahl der Beinfrakturen insgesamt bei Frauen mit 46,4% ebenfalls unter der der Männer (52,4%), ebenso der Anteil der Frakturen mehrerer Beinabschnitte, der bei Frauen 13,7%, bei Männern 15% beträgt. Diese Feststellungen sprechen nicht für eine erhöhte Frakturanfälligkeit erwachsener Frauen bei Fußgängerunfällen. Für dieses eher vorteilhafte Abschneiden der Frauen sind wahrscheinlich auch mechanische Faktoren maßgebend. Aufgrund des durchschnittlich geringeren Körpergewichts und des andersartigen Schuhwerks ist der Reibungswiderstand des Fußes am Boden bei Frauen sicher niedriger als bei Männern, so daß die Beine häufiger dem Fahrzeugstoß durch Rutschen des Fußes nachgeben, bevor kritische Biegemomente erreicht werden.

Im Vordergrund der Frakturen mehrerer Beinabschnitte stehen der Häufigkeit nach mit 71 Fällen (3,6% der Gesamtunfälle, 10% der Fußgänger mit Beinfrakturen) beidseitige Brüche des Unterschenkelbereichs, vor allem der für den Fußgänger typische beidseitige Unterschenkelschaftbruch. Nicht selten sind diese Frakturen bilateral symmetrisch lokalisiert, vielfach finden sich auch Kombinationen typischer Frakturformen, die den Verletzungszustand sehr eindeutig als Fußgängerverletzung identifizieren (Abb. 18,19,20).

Es folgen mit 39 Fällen (2% der Gesamtunfälle, 5,5% der Fußgänger mit Beinfrakturen) Kombinationen homolateraler Ober- und Unterschenkelfrakturen, die durch gleichzeitigen Stoß der Stoßstange und oberen Haubenkante verursacht werden und einen zwar nicht häufigen, jedoch charakteristischen Verletzungszustand der Fußgänger darstellen.

Frakturlokalisationen. Die Beinfrakturen der Fußgänger zeigen keine signifikante Bevorzugung einer Körperseite, linkes und rechtes Bein sind mit etwa gleicher Häufigkeit betroffen. Die Seitenlokalisation der Beinfrakturen gestattet auch nur sehr bedingt einen Rückschluß auf die Seite des Anpralls. Denn auch bei Anprall und die Körperseite werden bei entsprechender Geschwindigkeit beide Beine durch den Stoß getroffen (Abb. 8,9,10). Dabei spielt es sicher für den Eintritt einer Beinfraktur eine Rolle, welches Bein im Moment des Fahrzeugstoßes als Standbein am Boden fixiert ist.

Offene Frakturen. Bemerkenswert ist der hohe Anteil offener Beinfrakturen. Im Gesamtdurchschnitt liegen bei 36% der Fußgänger mit Beinfrakturen komplizierte Brüche vor, zum Teil mit schweren Weichteilzertrümmerungen, die in zwei Fällen eine primäre Amputation erforderten. Besonders hoch ist der Anteil offener Frakturen bei der Gruppe der Fußgänger mit Frakturen mehrerer Beinabschnitte, in 54% dieser Fälle war mindestens eine der Beinfrakturen kompliziert.

Frakturtypen. Ein Teil der Frakturen zeigt sehr spezifische Frakturformen. Das gilt vor allem für die Unterschenkelschaftbrüche. Hier wird der Stoß mangels Weichteilpolster sehr direkt und nur wenig gedämpft auf den Knochen übertragen, wodurch charakteristische Frakturtypen entstehen, die als Stoßfrakturen bezeichnet werden könnten (Abb. 18,Typ C; 19). Sie sind gekennzeichnet durch Ausbruch eines langen mittleren Schaftfragments entweder aus der Fibula, aus der Tibia oder aus beiden Knochen. Bei der Stückfraktur des fibularen Typs zeigt die Tibia meist einen Biegungsbruch, oft mit Biegungskeil, dessen Spitze in Stoßrichtung weist. Die Stückfrakturen des tibialen Typs mit Ausbruch eines großen mittleren Schaftstücks aus der Tibia können weitere Frakturen im proximalen und distalen Fragment aufweisen, die meist nicht wesentlich dislociert sind, im Gegensatz zum mittleren Schaftfragment, das häufig stark gekippt und verschoben zwischen dem proxi-

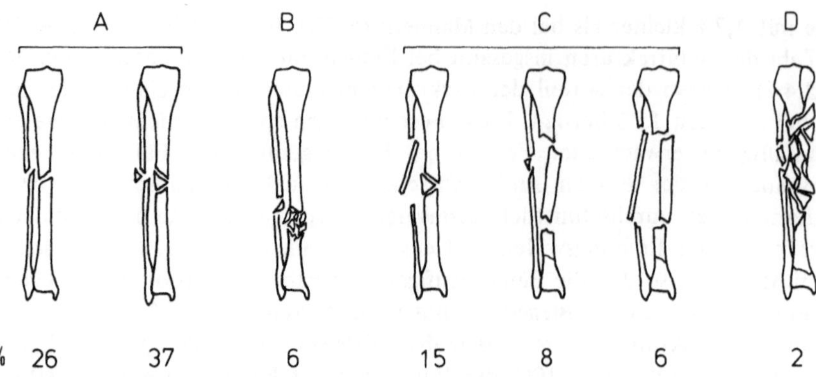

Abb. 18. A-C Unterschenkelfrakturtypen bei verunglückten Fußgängern. **A** Biegungsbrüche mit kurz-schräg verlaufendem Frakturspalt, häufig auch Biegungskeile, deren Spitze in Richtung des Stoßes zeigt. **B** Umschriebene Knochenzerstörungen durch Stoß. **C** Stückfrakturen durch Stoß (Stoßfrakturen). Fibularer Typ mit Ausbruch eines Schaftstücks aus der Fibula und Biegungsbruch der Tibia mit oder ohne Biegungskeil. Tibialer Typ mit Ausbruch eines Tibiaschaftfragments, teilweise mit Biegungskeil, dessen Spitze in Stoßrichtung zeigt. Tibiofibularer Typ mit Ausbruch mittlerer Schaftstücke aus Tibia und Fibula, in einigen Fällen zusätzliche Frakturen im distalen Fragment. **D** Ausgedehnte Knochenzerstörungen

malen und distalen Hauptfragment liegt. Diese Frakturtypen gestatten durchaus einen Rückschluß auf die Unfallkonstellation und die Anstoßrichtung.

Stoßbrüche des Unterschenkels sind ein typischer Verletzungszustand des erwachsenen Fußgängers, sie wurden in dem hier untersuchten Material in keinem Fall bei einem Kind beobachtet. Dagegen weisen, wie bereits erwähnt, kindliche Oberschenkelfrakturen in einigen Fällen diese typische doppelte Frakturierung auf, wobei der Schaftbruch manchmal mit einer sog. Luxationsfraktur der distalen Femurepiphyse kombiniert ist.

Eine weitere typische Form des Unterschenkelschaftbruchs des Fußgängers ist die umschriebene Knochenzerstörung durch Stoß (Abb. 18, Typ B; Abb. 19, 20). In diese Kategorie gehören vom Entstehungsmechanismus her wahrscheinlich auch Schaftbrüche mit auffällig geradem Frakturverlauf, bei denen der Knochen wie abgeschlagen wirkt (Abb. 19). Sie stellen eine typische Fraktur der kindlichen Fußgänger dar.

Die Mehrzahl der Unterschenkelschaftbrüche des Fußgängers sind typische Biegungsbrüche, in drei Vierteln der Fälle mit Biegungskeilen, deren Spitze in Stoßrichtung zeigt. Für Frakturen ohne Biegungskeil ist der kurz-schräge Frakturverlauf charakteristisch.

Bei den 713 Fußgängern mit Beinfrakturen liegen insgesamt 869 Brüche vor. In dieser Zahl werden mehrfache Frakturen eines Beinabschnitts – z. B. eine gleichzeitige Fraktur des Schienbeinkopfes und oberen Sprunggelenkes – nicht im einzelnen berücksichtigt, sondern als eine Fraktur gewertet, wobei die schwerwiegendere Fraktur für die Einordnung maßgeblich ist (Abb. 21).

Die Frakturen verteilen sich sehr unterschiedlich auf die einzelnen Beinregionen. Neben der von Fußgängergröße und Buggeometrie des Fahrzeuges abhängigen Lage des Anstoßpunktes spielen für die Frakturlokalisation offensichtlich auch andere Faktoren eine Rolle, wie z.B. die altersabhängige Knochenfestigkeit.

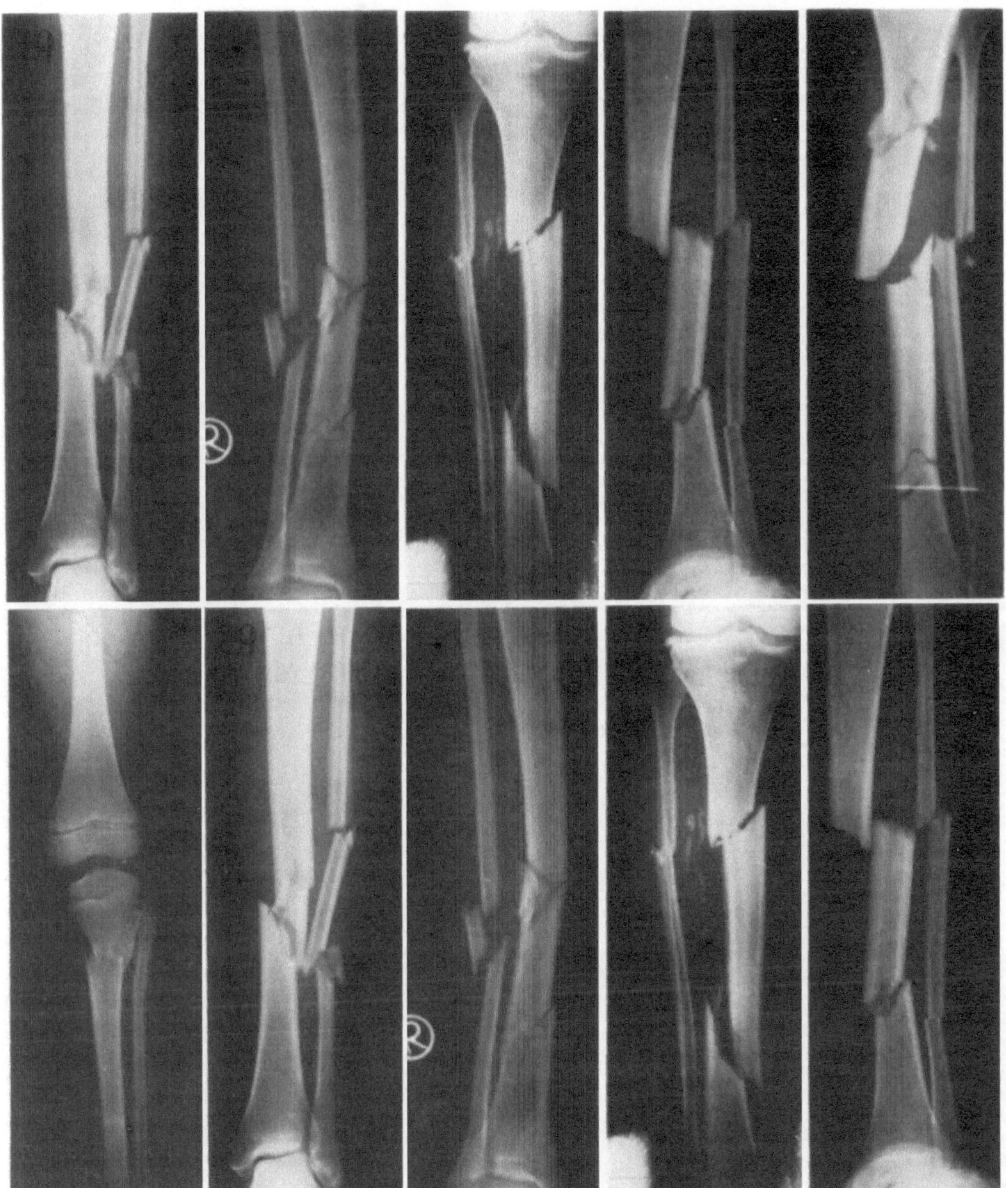

Abb. 19. Typische Röntgenbefunde von Unterschenkelfrakturen im Straßenverkehr verunglückter Fußgänger: Biegungsbrüche, Stoßfrakturen vom fibularen, tibialen und tibio-fibularen Typ, umschriebene Knochenzerstörungen und deren kindliche Form („abgeschlagener Knochen"), ausgedehnte Knochenzerstörungen

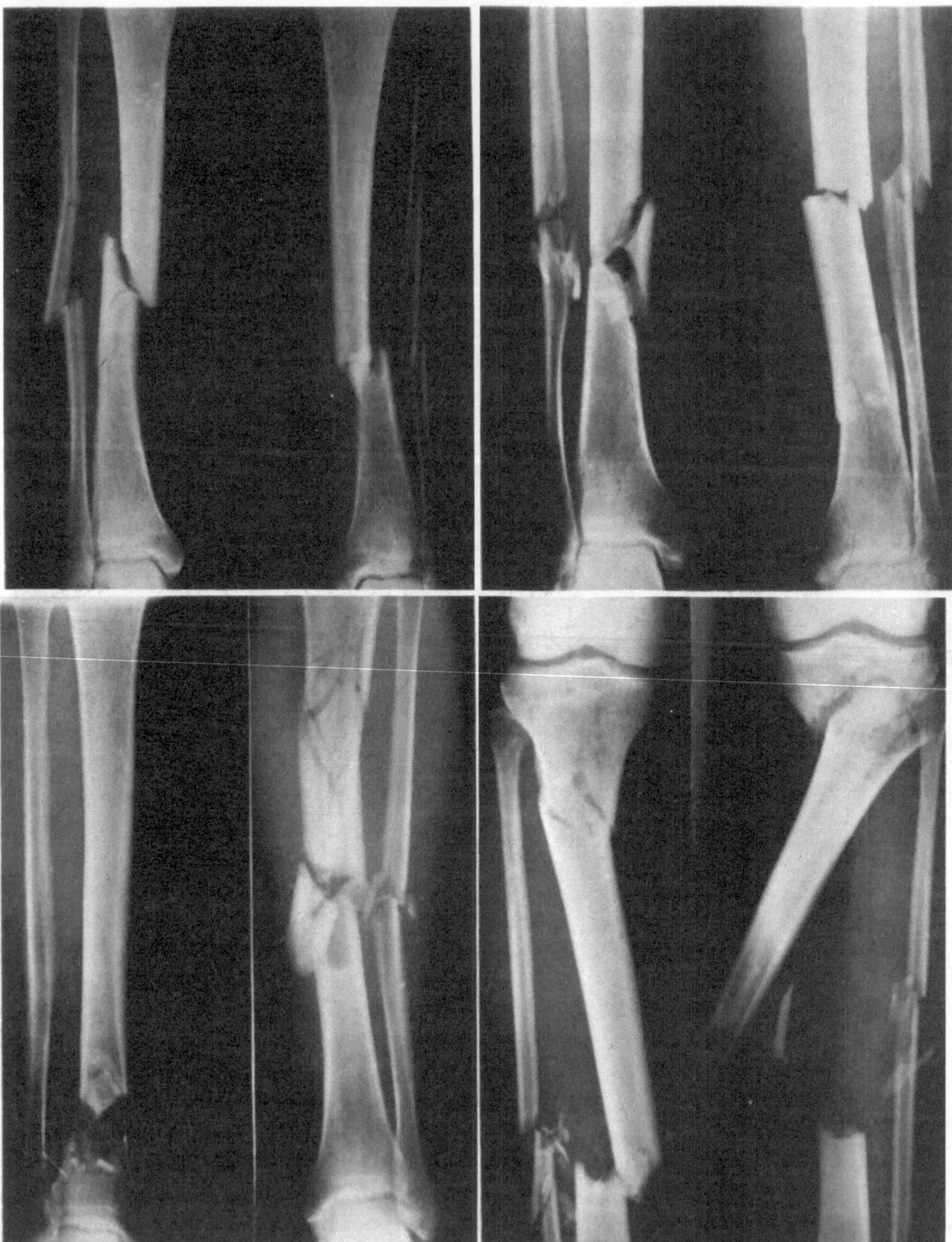

Abb. 20. Typische Röntgenbefunde beidseitiger Unterschenkelfrakturen im Straßenverkehr verunglückter Fußgänger. Häufig bilateral symmetrische Höhenlokalisation oder Kombination typischer Frakturformen (s. Abb. 18)

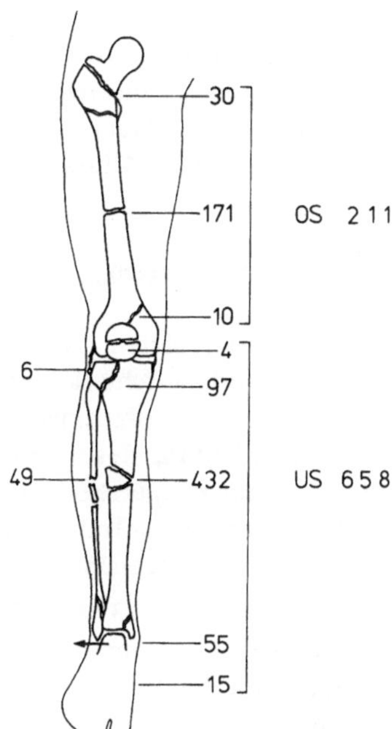

Abb. 21. Verletzungshäufigkeit der einzelnen
Beinregionen bei verunglückten   Fußgängern

Der Beinabschnitt Unterschenkel ist etwa dreimal so häufig betroffen wie der Ober-
schenkelabschnitt, wobei in beiden Regionen die Schaftfrakturen dominieren. Etwa die
Hälfte (49,7%) aller Beinfrakturen des Fußgängers sind Tibiaschaftbrüche, demgegenüber
treten Frakturen anderer Unterschenkelabschnitte in den Hintergrund. Auch Schienbeinkopfbrüche sind bei Fußgängern nicht so häufig wie vielfach angenommen wird.

Die Feststellung in einigen Veröffentlichungen, daß Verletzungen des Knieskelets, hier-
bei vor allem Patellafrakturen und Zerreißungen des Kniebandapparates aufgrund ihrer
Häufigkeit eine typische Fußgängerverletzung darstellen, kann bei den hier untersuchten
Unfällen nicht bestätigt werden. Nur vier Fußgänger erlitten Kniescheibenbrüche, und
Bandverletzungen sind mit zwölf Fällen insgesamt ebenfalls nicht häufig. Selbst wenn Brüche der Oberschenkelcondylen mit Beteiligung der Gelenkfläche, Schienbeinkopfbrüche,
Patellafrakturen und Bandzerreißungen zum Komplex: Knieverletzung zusammengefaßt
werden, so ergibt sich für diesen auf die Gesamtunfälle bezogen eine Häufigkeit von nur
5,8%. Damit kann das Kniegelenk nicht als besonders verletzungsbetroffener Beinabschnitt
des Fußgängers angesehen werden.

Tibiakopffrakturen stellen eine Verletzung vor allem älterer Fußgänger dar. Der alters-
bedingte Knochenabbau reduziert die Knochenfestigkeit stärker in den spongiösen als kom-
pakten Abschnitten und wird damit zu einem mitwirkenden Faktor für die Frakturlokalisation. 70% der Fußgänger mit Schienbeinkopfbrüchen sind älter als 50 Jahre, wobei, vom
40. Lebensjahr beginnend, der Anteil der Schienbeinkopfbrüche in den einzelnen Altersgruppen ständig zunimmt mit erheblichem Überwiegen der Frauen im hohen Lebensalter.

7.2.2 Weichteilverletzungen der Beine

Abgesehen von den typischen großflächigen Decollements nach Überrollen durch Fahrzeuge zeigen die Weichteilverletzungen der Beine wenig spezifische Merkmale. Bemerkens-

38

wert ist, daß Extremitäten auch auf hartem Straßenbelag selbst von schweren Fahrzeugen
überrollt werden können, ohne daß Frakturen verursacht werden. Eine ungewöhnliche Verletzung erlitt eine Fußgängerin, die beim Aufenthalt in einer Telefonzelle von einem Pkw.
angefahren wurde. Dabei durchtrennte ein Glassplitter der zertrümmerten Zellenwand den
Nervus ischiadicus im Glutaealbereich.

7.3 Beckenverletzungen

Beckenfrakturen bieten mehr als die Verletzungen anderer Körperregionen die Möglichkeit, durch medizinische Befunde zur Klärung der Unfallkonstellation und der Einzelheiten
des Unfallhergangs beizutragen. Der Verletzungsbefund gibt in vielen Fällen Hinweise auf
Stärke und Richtung des Stoßes, Anprallstellen und — im Zusammenhang mit den Verletzungen anderer Körperregionen — auch den Bewegungsablauf des kollidierten Fußgängers.
Allerdings sind Beckenfrakturen ein seltenerer Verletzungszustand, als es die Unfallmechanik erwarten läßt, gegenüber den Kopf- und Beinverletzungen treten sie in den Hintergrund.

Insgesamt erlitten 131 (= 6,5%) Fußgänger Beckenbrüche:
- Als isolierten Verletzungszustand   32 (= 1,6%)
- in kombinierten Verletzungen   99 (= 4,9%).

Da Beckenfrakturen in den meisten Fällen nur unter erheblicher Gewalteinwirkung eintreten, liegen sie, wie die Differenzierung zeigt, in drei Vierteln der Fälle im Rahmen von Verletzungskomplexen mit meist schwerer Verletzung mehrerer Körperregionen. Dominierender Kollisionspartner ist mit 90% der Pkw, von den restlichen Fahrzeugen stehen Lastkraftwagen an erster Stelle. Typischerweise sind Beckenfrakturen die Folge des Primäranpralls, meist verursacht durch die Motorhaubenfront, speziell die vordere obere Motorhaubenkante. Vereinzelt, vor allem bei alten Menschen, werden Beckenfrakturen auch

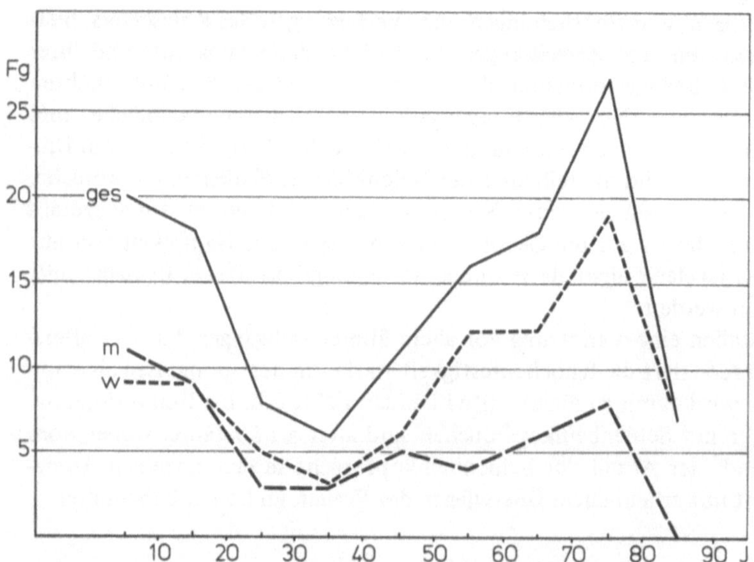

Abb. 22. Alterszusammensetzung der Fußgänger mit Beckenfrakturen. *Obere Kurve:*
Gesamt. *Untere Kurven:* Getrennte Darstellung des männlichen und weiblichen Anteils

durch einfaches Umstoßen hervorgerufen, meist Sitzbein- oder untere Schambeinfrakturen als Folge des Sekundäraufpralls.

Von den 99 Frakturen des Beckens, die im Rahmen eines Verletzungskomplexes vorliegen, sind zwei Drittel mit Beinverletzungen und ebenfalls zwei Drittel mit Kopfverletzungen kombiniert. Etwa die Hälfte (42%) liegt in dem Verletzungsmuster Becken-Bein-Schädelhirnverletzung vor.

Die Alterszusammensetzung der Fußgänger mit Beckenfrakturen zeigt die größte absolute Häufigkeit im Kindes- und Jugendalter sowie in den Jahrgängen nach dem 50. Lebensjahr (Abb. 22).

Auch bei den Beckenfrakturen weist die relative Häufigkeit deutlich auf die erhöhte Verletzlichkeit älterer Fußgänger hin. Der Prozentanteil der Beckenfrakturen innerhalb der jeweiligen Altersgruppen nimmt, vom jungen Erwachsenenalter beginnend, mit ansteigendem Lebensalter ständig zu. Eine getrennte Untersuchung des männlichen und weiblichen Geschlechts zeigt, daß die Zunahme der Beckenfrakturen, insbesondere im höheren Lebensalter, vor allem die Frauen betrifft. Bereits nach dem 40. Lebensjahr steigt bei ihnen der Anteil der Beckenfrakturen in den Altersgruppen über die 10-%-Marke, um in den Altersgruppen 70 bis 80 Jahre 15,6% und 80 bis 90 Jahre 22,6% zu erreichen. Anders als bei den Beinfrakturen erleiden Frauen relativ häufiger Beckenbrüche als männliche Fußgänger. In allen Altersgruppen des weiblichen Geschlechts liegt der Prozentanteil der Beckenfrakturen deutlich höher als bei den Männern (Abb. 23). Im Gesamtdurchschnitt ergibt sich eine Häufigkeit der Beckenfrakturen bei weiblichen Fußgängern von 9,3%, gegenüber nur 4,4% im Gesamtkollektiv männlicher Fußgänger. Nach dem 50. Lebensjahr verschiebt sich das Verhältnis weiter zu Ungunsten der Frauen. Wahrscheinlich hängt die größere Häufigkeit der Beckenbrüche bei weiblichen Fußgängern mit der durchschnittlich kleineren Körpergröße und dem hierdurch bedingten häufigeren Anstoß im Beckenbereich zusammen.

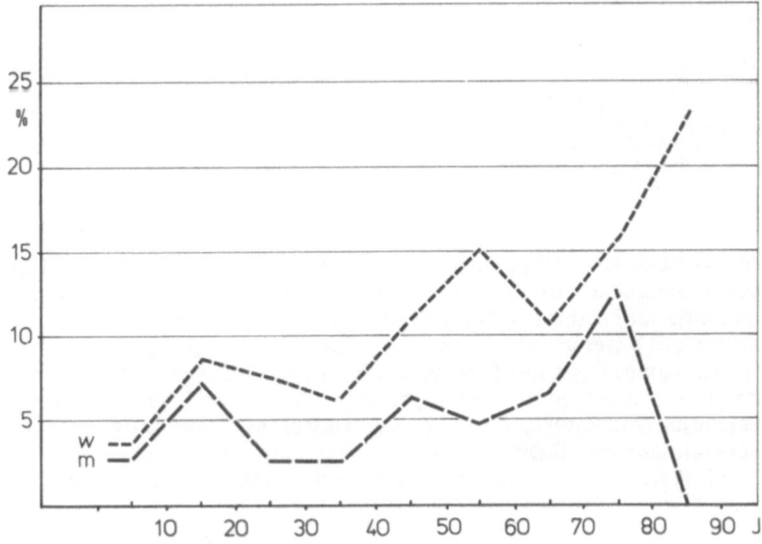

Abb. 23. Prozentuale Häufigkeit der Beckenfrakturen in den einzelnen Altersgruppen

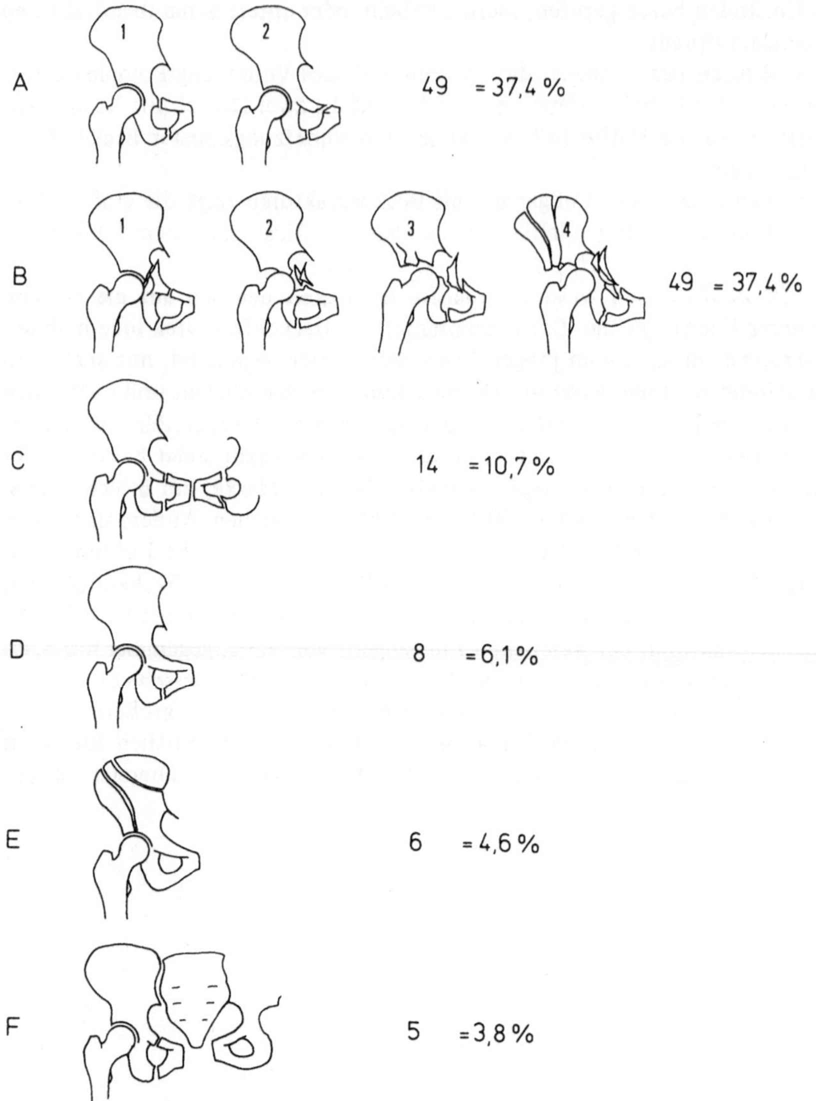

Abb. 24. A-F Grundtypen der Beckenfrakturen bei verunglückten Fußgängern. **A** Vordere Beckenringbrüche, meist mit kurzer Fraktur des Corpus ossis pubis dicht neben der Eminentia iliopectinea, selten parasymphysäre Schrägfrakturen des oberen Schambeinastes. Fraktur des unteren Schambeinastes häufig am Übergang zum Sitzbein. **B** Brüche der Hüftpfannenregion, meist mit Fraktur des Pfannengrundes und Pfannendaches, fast immer kombiniert mit vorderen Beckenringbrüchen, häufig auch mit Darmbeinfrakturen, die in den Beckenring hineinverlaufen und die Hüftpfanne miteinbeziehen. **C** Beidseitige vordere Beckenringbrüche. **D** Isolierte Brüche des unteren Schambeinastes oder Sitzbeins. **E** Isolierte Brüche der Darmbeinschaufel. **F** Beckenfrakturen mit Symphysensprengung

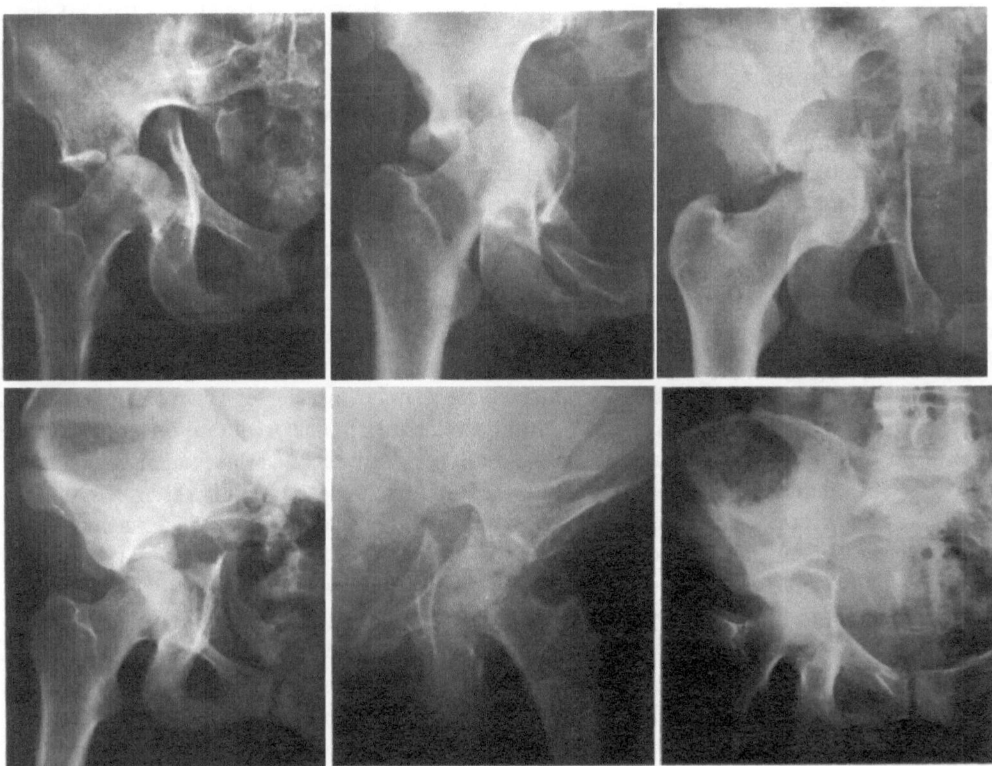

Abb. 25. Röntgenbefunde typischer Beckenfrakturen des Fußgängers: Brüche der Hüftpfannenregion kombiniert mit vorderen Beckenringbrüchen und Darmbeinfrakturen, die in den Beckenring und die Hüftpfannenregion hineinverlaufen

Bei fast 90% der Beckenfrakturen der Fußgänger ist der Beckenring unterbrochen. Neben typischen vorderen Ringbrüchen finden sich sehr charakteristische Frakturformen, die den Unfallablauf deutlicher demonstrieren als andere Fußgängerverletzungen. Trotz der Vielfältigkeit der Frakturformen sind 6 Gruppen erkennbar (Abb. 24):

Typ A: Vordere Beckenringbrüche 49 (= 37,4% d. Beckenfr.). Mehr als ein Drittel (37,4%) der Beckenfrakturen des Fußgängers sind vordere Beckenringbrüche (Abb. 24). Sie entstehen durch seitliche Gewalteinwirkung mit Stoß auf die Trochanterregion des Oberschenkels. Die Kraft wird über Schenkelhals und Schenkelkopf auf das Becken geleitet, wobei die Schenkelhalsstellung im Moment des Stoßes für die Richtung der Kraftwirkung eine wichtige Rolle spielt. Bei Antetorsion, der normalen Schenkelhalsstellung eines gehenden Menschen, wirkt die Kraft in Längsrichtung des oberen Schambeinastes, die stärkste Deformierung des Beckenringes liegt hierbei unmittelbar neben der Eminentia iliopectinea. Es entstehen sehr charakteristische, vertikal oder nur leicht schräg verlaufende Frakturen des Corpus ossis pubis, bei Erwachsenen meist verbunden mit Stauchungsbrüchen des unteren Schambeinastes. Die Mehrzahl der vorderen Beckenringbrüche des Fußgängers entspricht diesem Frakturtyp. Krafteinwirkungen hinter der Hüftpfannenregion, die den Punkt der stärksten Beckenringverformung in Richtung Symphyse verlagern, führen zu den

selteneren vorderen Ringbrüchen mit parasymphysärer Scherfraktur des oberen Schambeinastes, die durch Stauchung infolge Druck des gegenseitigen Schambeines während der Ver-
formungsphase entsteht.

Typ B: Brüche der Hüftpfannenregion 49 (= 37,4%). Frakturen der Hüftpfannenregion stellen häufige und sehr typische Beckenverletzungen des Fußgängers dar, insbesondere in
Kombination mit Frakturen anderer Beckenabschnitte. Da den Frakturen der Hüftpfannenregion in ihren verschiedenen Varianten ein grundsätzlich gleicher Mechanismus zugrunde
liegt, werden sie zu einer Gruppe zusammengefaßt, unabhängig davon, ob eine Verschiebung des Hüftkopfes im Sinne einer zentralen Luxation oder eine Dislokation der fraktu-
rierten Hüftpfanne vorliegt oder nicht. Diese Frakturen werden ebenfalls durch Stoß des
Fahrzeuges auf die Region des Trochanter major verursacht. Bei bestimmter Stellung des
Schenkelhalses sprengt der Hüftkopf den medialen-caudalen Teil der Hüftpfanne ab, wodurch schräg von ventral-cranial nach dorsal-caudal durch das Acetabulum verlaufende
Frakturen entstehen, oft verbunden mit zusätzlichen, senkrecht verlaufenden Frakturen,
die den Hüftpfannenbrüchen eine Y-förmige Konfiguration geben. Bei weiter wirkender
Kraft kommt es zur Verschiebung des Hüftkopfes gegenüber dem Pfannendach nach medial
und zu zusätzlichen Frakturen des Pfannenbodens (Abb. 25). Sehr typisch für die Acetabulum-Frakturen des Fußgängers sind zusätzliche Brüche des Pfannendaches mit Verlagerung
der Hüftpfanne und gleichzeitiger Luxation des Hüftkopfes nach medial. Bei gleichzeitigem
Stoß gegen Trochanter und Darmbein entstehen die für den Fußgänger sehr typischen
Kombinationen von Hüftpfannen- und Darmbeinfrakturen, wobei letztere in einigen Fällen
längsverlaufend in die Pfannendachregion hineinziehen. In dem vorliegenden Material sind
überdies fast alle Acetabulum-Frakturen mit Brüchen des vorderen Beckenringes verbunden. Bei einem Drittel der Acetabulum-Frakturen (Gruppe B) besteht die Frakturkombi-
nation: Acetabulum-vorderer Beckenring-Darmbeinschaufel, entsprechend dem Schweregrad 3 und 4 der Gruppe B. Etwa die Hälfte der Frakturen des Hüftpfannenbereichs zeigt
eine Verschiebung des Hüftkopfes nach medial, das entspricht einer Häufigkeit zentraler
Hüftluxationen bei den Beckenfrakturen des Fußgängers von 17,0%. Vier Fälle der Gruppe
B sind zusätzlich durch hüftnahe Oberschenkelbrüche kompliziert.

Typ C: Doppelte vordere Ringbrüche 14 (= 10,7%). Typischer Entstehungsmechanismus
beidseitiger vorderer Beckenringbrüche ist die dynamische Gewalteinwirkung von vorn. Die
Frakturen entsprechen Abscher- und Biegungsbrüchen infolge Abflachung des Schambein-
bogens mit Verkürzung des sagittalen Beckendurchmessers. Die Verletzung ist bei Fußgängern weniger häufig, da der primäre Fahrzeugstoß meist von seitlich erfolgt. Fußgänger, die
das Fahrzeug noch auf sich zukommen sehen, wenden wahrscheinlich das ungeschütz-
te Abdomen reflektorisch ab.

Typ D: Isolierte Brüche des unteren Schambeinastes oder Sitzbeines 8 (= 6,1%). Isolierte
Frakturen der unteren Umrahmung des Foramen obturatum — unterer Schambeinast, Sitzbein — sind bei Fußgängern selten und überwiegend nur bei alten Jahrgängen zu beobachten. Sie sind meist Folge eines Sturzes auf das Gesäß beim Sekundäraufprall. Brüche dieses Beckenabschnitts durch direkten Fahrzeugstoß liegen bei den hier bearbeiteten Fällen
nicht vor.

Typ E: Isolierte Frakturen der Darmbeinschaufel 6 (= 4,6%). Als isolierten Bruch stellen
Frakturen der Darmbeinschaufel seltene Beckenverletzungen des Fußgängers dar. Die Mehr-

zahl der Darmbeinfrakturen liegt in Frakturkomplexen des Beckens vor, insbesondere als typischer Befund bei den Frakturen der Hüftpfannenregion (Gruppe B). Brüche der Darmbeinschaufel entstehen durch direkten Fahrzeugstoß, wobei seitliche Stöße zu quer oder leicht diagonal verlaufenden Frakturen führen, während mehr ventral gelegene seitliche Anstoßpunkte die selteneren vertikal velaufenden Frakturen verursachen, die bis zum Beckenring reichen und in einigen Fällen Teile des Acetabulums mit in das Fragment einbeziehen können (Abb. 25).

Typ F: Symphysensprengungen 5 (= 3,8%). Beckenverletzungen mit Symphysensprengungen sind bei Fußgängern selten. Unter den fünf Fällen des hier untersuchten Materials liegt diese Art Beckenverletzung in vier Fällen bei Jugendlichen zwischen 10 und 14 Jahren vor, ausnahmslos verursacht durch Fahrzeugstoß. Nur in einem Fall betrifft die Verletzung einen Erwachsenen, bei dem sie wahrscheinlich durch Überfahren hervorgerufen wurde. Symphysenzerreißungen entstehen durch Gewalteinwirkungen und Deformierungen der gleichen Art, wie sie den vorderen Beckenringbrüchen zugrunde liegt. Alle Fälle der hier vorliegenden Symphysenzerreißungen sind mit mehrfachen vorderen Beckenringbrüchen und natürlich auch mit Sprengung mindest einer der Iliosacralfugen verbunden.

7.4 Thoraxverletzungen

Als Thoraxverletzungen werden nur Fälle erfaßt, bei denen als Mindestbefund die Fraktur einer Rippe vorliegt, unkomplizierte Thoraxprellungen bleiben unberücksichtigt.

Mit insgesamt 142 Fällen (= 7,1%) stellen Thoraxverletzungen eine seltenere Fußgängerverletzung dar, als man es aufgrund des allgemeinen Eindrucks bei der laufenden klinischen Versorgung verunglückter Fußgänger erwartet. In 15 Fällen liegt lediglich die Fraktur einer Rippe, in weiteren 16 Fällen die Fraktur von zwei Rippen ohne Komplikationen vor, so daß die Häufigkeit wirklich wesentlicher Thoraxverletzungen bei etwa 5% liegt. Bewertet man Thoraxverletzungen bis zu vier Rippenfrakturen ohne bemerkenswerte Verletzung der Thoraxorgane als leichten oder mittelschweren Verletzungszustand, so sind etwa 40% der Thoraxverletzungen als leicht oder mittelschwer einzuordnen, 60% stellen schwerere Verletzungen dar, in der Hälfte der Fälle verbunden mit erheblichen Verletzungen der Thoraxorgane. Das entspricht einer Häufigkeit schwerer Thoraxverletzungen im Gesamtmaterial von etwa 2%. Im Vordergrund stehen Lungenverletzungen mit den klinischen Bildern des Hämatothorax, Pneumothorax oder Emphysems. Zu erwähnen ist hier der Fall eines Spannungspneumothorax bei einem 6jährigen Kind, der bereits zum Zeitpunkt der Krankenhausaufnahme ein exzessives Ausmaß angenommen hatte, möglicherweise begünstigt durch laienhafte Hilfeleistung am Unfallort (Beatmung) (Abb. 26). Aortenrupturen wurden in zwei Fällen diagnostiziert, in einem Fall lag eine schwere irreversible Herzrhythmusstörung infolge einer Contusio cordis vor.

Die Mehrzahl der Thoraxverletzungen wird durch Aufschlag des Oberkörpers und Kopfes auf das Fahrzeug in der Aufschöpfungsphase des Bewegungsablaufes kollidierter Fußgänger verursacht (Abb. 8, 9, 10). Dementsprechend liegen die Thoraxverletzungen zu 85% im Rahmen von Verletzungskomplexen. Hierbei dominiert, wie aufgrund der Unfallmechanik zu erwarten, die Kombination: Thoraxverletzung-Schädelhirntrauma, die bei 70% der thoraxverletzten Fußgänger vorliegt. Dadurch gewinnt die Thoraxverletzung gerade bei Fußgängerunfällen zusätzliche Bedeutung, denn keine andere Verletzung belastet die Prog-

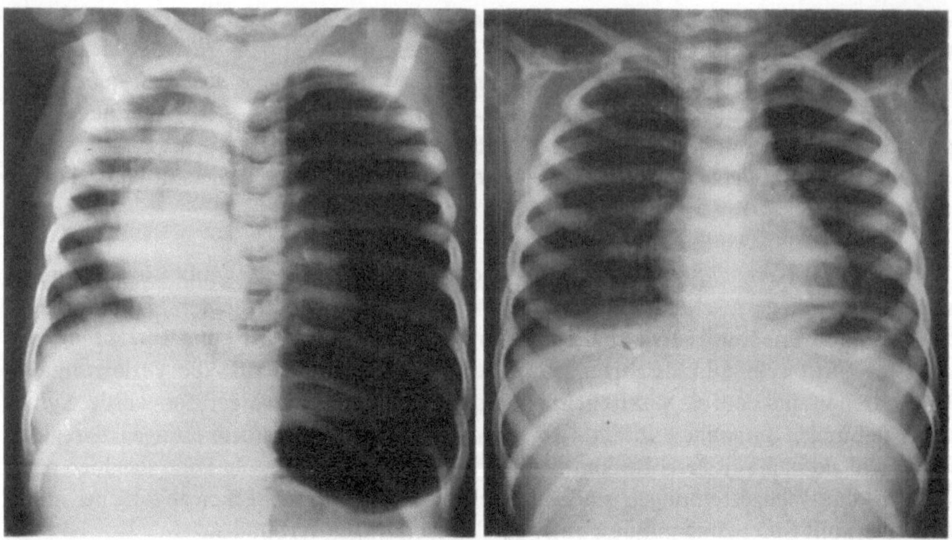

Abb. 26. Spannungspneumothorax bei 6jährigem Kind mit extremer Verlagerung des Herzens und Mediastinums. *Rechts:* Entlassungsbefund

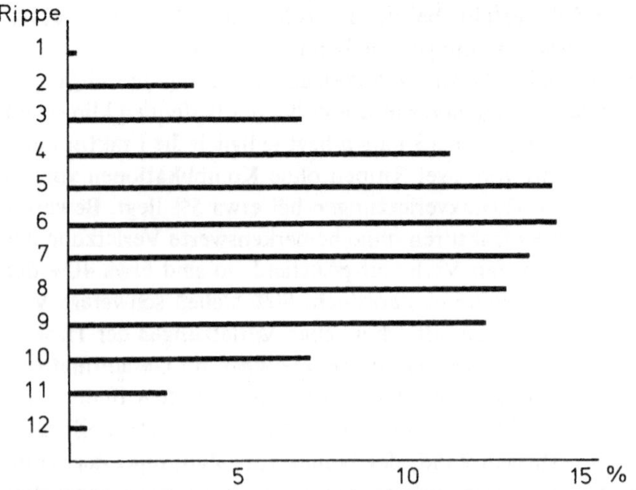

Abb. 27. Lokalisation von Rippenfrakturen bei thoraxverletzten Fußgängern (Gesamtdurchschnitt)

nose des Schädelhirntraumas so ungünstig wie eine gleichzeitig bestehende Thoraxverletzung. Als Einzelverletzung überlebbare Schädelhirntraumen oder Thoraxverletzungen ergeben kombiniert nicht selten eine tödliche Bilanz. Damit steht die Thoraxverletzung — obgleich in schweren Formen bei verunglückten Fußgängern nicht sehr häufig — mit der Schädelhirnverletzung zusammen im Zentrum der Traumatologie des Fußgängerunfalles. Deshalb werden technische Systeme zum Fußgängerschutz, deren Ziel es ist, Schwere und Folgen des Schädelhirntraumas zu mildern, auch den Schutz des Thorax in die Konzeption einbeziehen müssen.

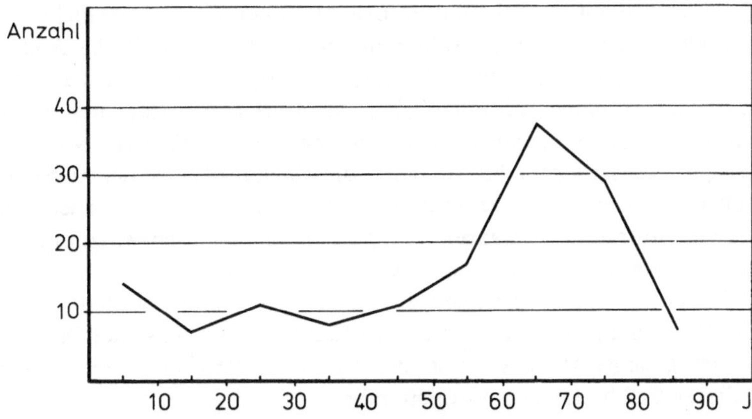

Abb. 28. Alterszusammensetzung der thoraxverletzten Fußgänger (n = 142)

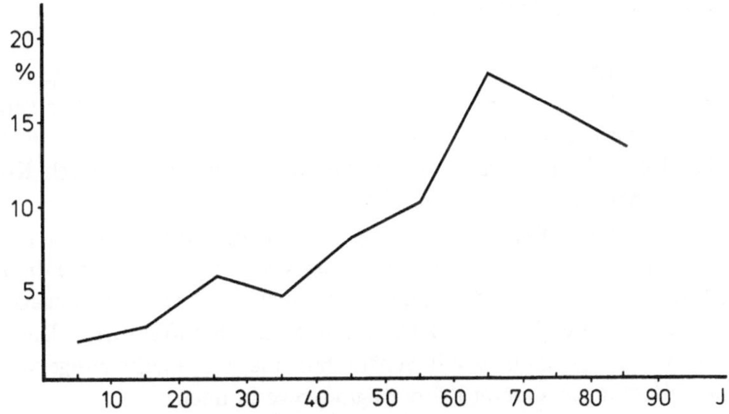

Abb. 29. Prozentanteil der Thoraxverletzten in den Altersgruppen (n = 142)

Die Kurve der Altersverteilung zeigt ein starkes Überwiegen alter Jahrgänge. Fast zwei Drittel der Fußgänger mit Thoraxverletzungen sind älter als 50 Jahre (Abb. 28).

Noch deutlicher wird die erhöhte Verletzlichkeit älterer Fußgänger durch die relative Häufigkeit der Thoraxverletzungen demonstriert (Abb. 29). In den Jahrgängen bis zum 10. Lebensjahr sowie im älteren Kindes- und Jugendalter (10 bis 20 Jahre), liegt der Prozentanteil der Thoraxverletzten an der Gesamtzahl der Verletzten dieser Altersgruppe lediglich bei 2,1 bzw. 3%. Bereits nach dem 40. Lebensjahr steigt der Prozentanteil der Thoraxverletzungen in den jeweiligen Altersgruppen deutlich an und erreicht in der Altersgruppe 60 bis 70 Jahre mit 17,6% den höchsten Stand. Übereinstimmend mit diesem Kurvenverlauf steigt auch die Anzahl der Rippenfrakturen mit zunehmendem Alter an.

7.5 Abdominalverletzungen

Abdominalverletzungen sind bei Fußgängern selten. Unter Einbeziehung der Verletzungen der Niere und ableitenden Harnwege liegen insgesamt bei 31 Fußgängern (= 1,5%) derartige

Verletzungen vor, wobei stumpfe Bauchtraumen ohne wesentliche Organverletzung mitge-
rechnet werden, um einen Anhalt zu gewinnen, wie häufig das Abdomen durch Stöße betroffen wird, die grundsätzlich geeignet sind, Verletzungen zu verursachen. Abdominal-
bzw. Nierentraumen mit erheblicher Organverletzung (Rupturen, Perforationen etc.) liegen
nur in 17 Fällen vor, entsprechend 0,8% des Gesamtmaterials. Betroffen sind vor allem Kinder der Altersgruppe 1 bis 10 Jahre, die allein die Hälfte der Abdominalorganverletzungen
stellen (ausnahmslos Milzrupturen). Auf die zwar seltene, aber sehr typische Kombination:
Schädelhirntrauma-Thoraxverletzung-Oberschenkelbruch-Milzruptur bei Kindern im Schul-
anfängeralter wurde bereits hingewiesen.

Im Vordergrund der Organverletzungen des Abdomens stehen mit 11 Fällen Milzrupturen. Die Leber ist dagegen selten betroffen (1 Fall), ebenso der Darm (2 Fälle).

Das gesamte Material weist nur 2 Fälle ernsthafter Nierenverletzungen auf, in einem
weiteren Fall bestand ein Harnleiterabriß.

7.6 Verletzungen der Wirbelsäule

Mit insgesamt 26 Fällen (1,3%) stellen Wirbelsäulenverletzungen eine seltene Fußgängerverletzung dar.Die einzelnen Wirbelsäulenabschnitte sind mit folgender Häufigkeit betroffen: Halswirbelsäule 10, Brustwirbelsäule 7, Lendenwirbelsäule 6, Kreuzbein 3. Bis auf 2
Fälle (Lkw, Krad) wurden alle Wirbelsäulenverletzungen durch Kollision des Fußgängers
mit Personenkraftwagen verursacht.

In 11 Fällen, also relativ häufig, besteht die Wirbelsäulenverletzung als isolierter Scha-
den, in 15 Fällen liegt sie in Verletzungskomplexen vor, wobei die Kombination mit Schädelhirntraumen im Vordergrund steht. Auffallend selten ist dagegen mit nur 3 Fällen die
Kombination der Wirbelsäulenverletzung mit Beinfrakturen. Die Halswirbelsäulenverletzungen sind ausnahmslos mit Schädelhirntraumen, merkwürdigerweise in keinem Fall aber
mit Verletzungen anderer Körperregionen verbunden.

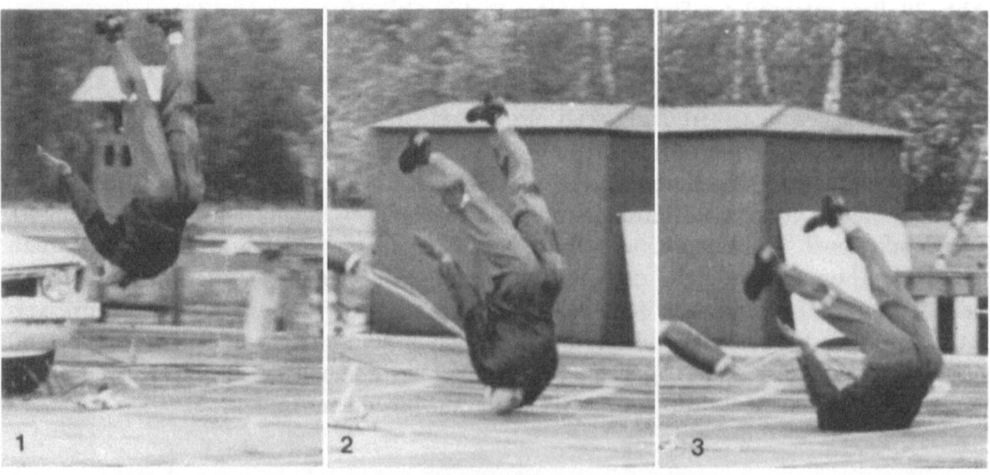

Abb. 30. Entstehungsmechanismus von Wirbelsäulenverletzungen durch Flexionsbelastungen beim Sekundäraufprall mit Kopf voran nach Kollision mit hoher Geschwindigkeit
(Kinematografische Phasen eines Dummyversuchs mit Kollisionsgeschwindigkeit 50 km/h

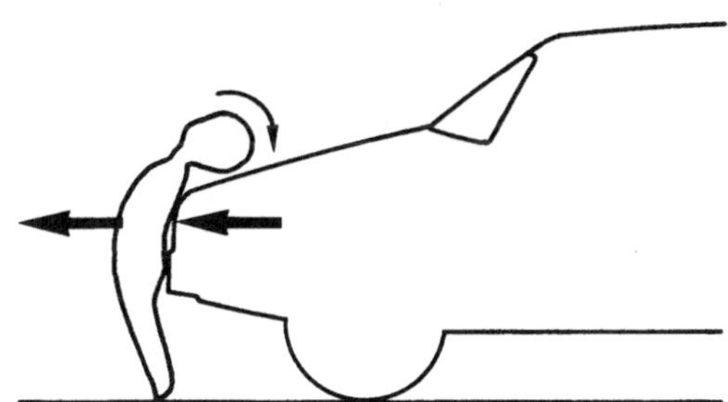

Abb. 31. Verletzung der Wirbelsäule durch
Schleudermechanismus beim Fahrzeugstoß

Die Unfallmechanismen, die bei Fahrzeug-Fußgängerkollisionen zu Wirbelsäulenverletzungen führen, sind unterschiedlich. Die Mehrzahl der Brust- und Lendenwirbelsäulenverletzungen sind typisch lokalisierte Wirbelkörperkompressionsbrüche und überwiegend wahrscheinlich Folge von Flexionsbelastungen beim Sekundäraufprall. Neben den üblichen Flexionsmechanismen durch Sturz auf das Gesäß spielen in einigen Fällen wahrscheinlich auch solche eine Rolle, die beim Sturz auf die Schulterblattregion mit erhobenem Unterkörper — wie im Ansatz zur Rolle rückwärts — wirksam werden (Abb. 30). In einem Fall — einseitige Frakturen der Querfortsätze sämtlicher Lendenwirbel — ist die Verletzung wahrscheinlich Folge eines direkten Fahrzeugstoßes.

Bei Kollisionen zwischen Fußgängern und Fahrzeugen spielen als verletzender Vorgang auch Schleudermechanismen mit grundsätzlich gleicher Unfallmechanik, wie sie dem sog. Schleudertrauma der Halswirbelsäule bei Pkw-Insassen zugrunde liegt, eine Rolle. Vier Halswirbelsäulenverletzungen zeigten klinisch die klassische Symptomatik der sog. Schleuderverletzung, z.T. mit passagären radiculären Reizzuständen. Keiner dieser Fälle wies sonstige Verletzungen auf, insbesondere fanden sich keine Hinweise auf einen direkten Kraftangriff am Kopf, so daß eine Entstehung dieser Verletzungen durch reine Massenkräfte wahrscheinlich ist. In einem weiteren Fall bestand als isolierter Verletzungszustand eine Rückenmarksschädigung mit kompletter Querschnittslähmung, ohne daß röntgenologisch Verletzungen der Halswirbelsäule nachweisbar waren. Auch in diesem Fall fehlte der Hinweis auf einen direkten Kraftangriff am Kopf. Derartige Verletzungszustände sind im Rahmen des Schleudertraumas der Halswirbelsäule bei Autoinsassen mehrfach beschrieben worden, ohne daß der Vorgang der Rückenmarksschädigung bisher eindeutig geklärt werden konnte (Abb. 31).

Die übrigen Halswirbelsäulenverletzungen entsprechen den sog. Abknickungsverletzungen mit groben Knochenveränderungen und Gefügestörungen der Halswirbelsäule, in allen Fällen verbunden mit einem erheblichen Schädelhirntrauma, jedoch nicht mit Verletzungen anderer Körperregionen. Bei diesen Verletzungen ist eine direkte Gewalteinwirkung anzunehmen, entweder beim Kopfaufschlag während des Primäranpralls oder beim Landen auf der Straße mit dem Kopf voran beim Sekundäraufprall (Abb. 30). Auf jeden Fall wirkten grobe Kräfte ein, denn mit 4 Fällen ist die Zahl der Rückenmarksverletzungen mit Querschnittslähmungen sehr hoch.

Kasuistisch bemerkenswert ist der Fall einer Brustwirbelsäulenverletzung, die durch einen seitlich biegenden bzw. reklinierenden Mechanismus hervorgerufen wurde. Es handelt sich um eine horizontal durch den 8. Brustwirbelkörper verlaufende Fraktur mit maulförmiger Aufklappung des Brustwirbelkörpers im mittleren Drittel und kompletter Zerreißung des vorderen Längsbandes (Sektionsbefund). Die Form der gleichzeitig bestehenden Beckenfrakturen weist darauf hin, daß der Hauptstoß des Fahrzeuges im Beckenbereich erfolgte und daß wahrscheinlich eine stoßartige Beschleunigung des Unterkörpers im Zusammenwirken mit dem Trägheitsmoment des Oberkörpers die Verletzung erzeugte, vergleichbar einem Schleudermechanismus der Halswirbelsäule.

7.7 Verletzungen der Arme

Mit 302 Fällen (= 15,1%) stellen Armverletzungen einen häufigen Verletzungszustand verunglückter Fußgänger dar. Sie zeigen insgesamt aber wenig spezifische Merkmale und sind ohne erkennbares System in allen möglichen Verletzungskomplexen anzutreffen. Auch die Mechanogenese der Armverletzungen ist uneinheitlich. Sie werden sowohl durch das Aufschlagen des Oberkörpers in der Aufschöpfungsphase als auch durch den Sekundäraufprall verursacht. Betroffen ist in erster Linie die Schulter- und Oberarmregion, in der 60% der Armfrakturen des Fußgängers liegen. Dagegen ist die Ellenbogenregion nur mit 7% an den Armfrakturen beteiligt. Etwa ein Viertel der Frakturen liegt im Unterarm- und Handbereich, meist typisch lokalisierte Radiusfrakturen, die wahrscheinlich Abstützverletzungen beim Sekundäraufprall entsprechen.

8 Tödliche Fußgängerunfälle

260 (= 13%) Fußgänger verstarben nach dem Unfall. Die altersmäßige Differenzierung ergibt für die Erwachsenen eine sehr viel ungünstigere Bilanz als für Kinder bis zum 14. Lebensjahr. Während 4,2% der Kinder tödlich verunglückten, liegt der Anteil letaler Verläufe bei Erwachsenen im Gesamtdurchschnitt bei 18,3%.

Mit fortschreitendem Lebensalter verschlechtert sich die Prognose des Fußgängerunfalles infolge erhöhter Verletzlichkeit und geringerer Resistenz gegenüber erlittenen Verletzungen rapide (Abb. 32, untere Kurve). Während der Anteil tödlicher Unfälle in den Altersgruppen bis zum 40. Lebensjahr unter 10% liegt, steigt er vor allem in den Jahrgängen nach dem 50. Lebensjahr steil an. In dem Altersbereich 60 bis 80 Jahre verlaufen fast ein Drittel, in der Altersgruppe 80 bis 90 Jahre fast 50% der Unfälle tödlich, wobei mit zunehmendem Alter weniger die direkten Unfallfolgen, als vielmehr eine negative Gesamtbilanz oder mittelbare Unfallfolgen den letalen Verlauf bestimmen. Die höchsten absoluten Zahlen tödlicher Unfälle liegen bei den hier bearbeiteten Fußgängerunfällen in den Altersgruppen 60 bis 70 und 70 bis 80 Jahre (Abb. 32).

Von den tödlich verunglückten Fußgängern der Erwachsenenjahrgänge ab 18 Jahre standen 29% zum Unfallzeitpunkt unter Alkoholeinfluß. Aber auch hier vermittelt der Bezug auf das Gesamtkollektiv tödlich verunglückter Erwachsener ohne Differenzierung des Geschlechts für den männlichen Fußgänger ein zu günstiges Bild, denn die nur geringe Belastung der erwachsenen weiblichen Fußgänger mit alkoholisiert Verunglückten (5,3%) larviert das tatsächliche Bild des männlichen Fußgängers: Von den tödlich verunglückten männlichen Fußgängern des gesamten Erwachsenenalters ab 18. Lebensjahr standen 45,5% zum Unfallzeitpunkt unter Alkoholwirkung, in den rüstigen Mannesjahren von 18 bis 60 sogar 64,3%.

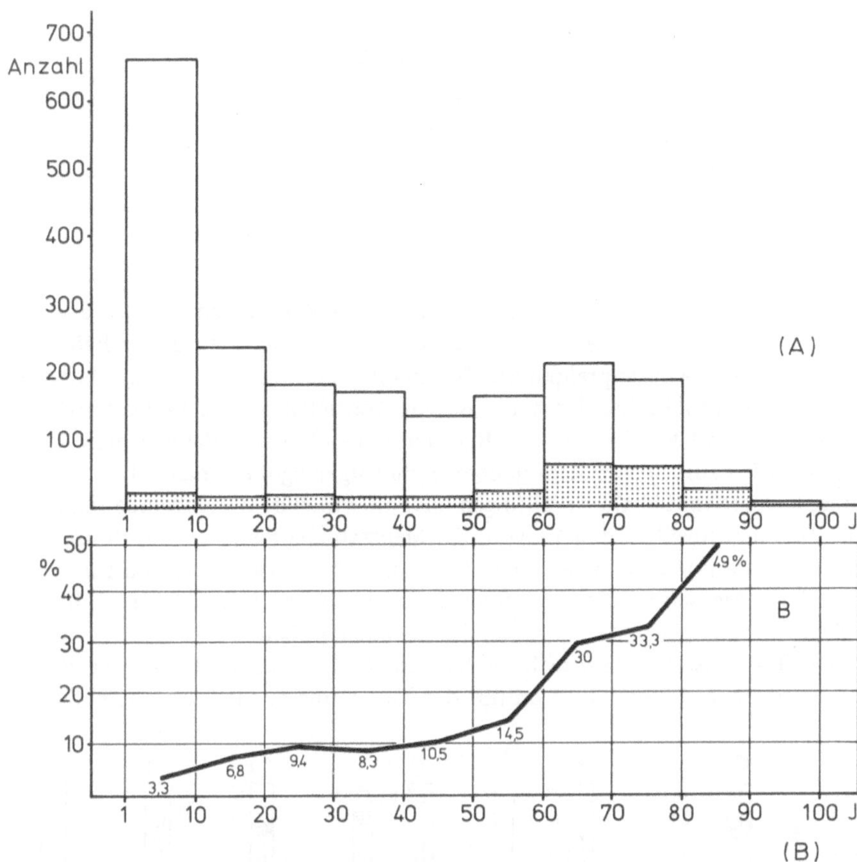

Abb. 32. A Absoluter Anteil tödlicher Fußgängerunfälle in den Altersgruppen. **B** Prozentanteil tödlicher Fußgängerunfälle in den Altersgruppen

Wahrscheinlich liegen die Verhältnisse ähnlich wie in England. Hier ergaben Untersuchungen, daß 30% der nach Straßenunfällen verstorbenen Fußgänger vorher Alkohol getrunken hatten, 18% wiesen Blutalkoholspiegel von über 1,24 Promille auf [3].

Mehr als ein Viertel (27,6%) der Gesamtzahl in alkoholisiertem Zustand verunglückter erwachsener Fußgänger verstarb. Damit liegt die Rate Getöteter deutlich höher als im Gesamtdurchschnitt. Am härtesten betroffen sind die Jahrgänge nach dem 60. Lebensjahr (Abb. 6).

Entsprechend seinem Aufkommen im Fahrzeugverkehr stellt der Personenkraftwagen mit 83,4% den dominierenden Kollisionspartner der tödlich verunglückten Fußgänger dar, nicht aber auch das Fahrzeug mit der höchsten Rate tödlicher Verläufe nach Zusammenstößen mit Fußgängern. Kollisionen mit Straßenbahnen, Lastkraftwagen und Bussen sind offensichtlich für den Fußgänger riskanter, wie die nachstehende Zusammenstellung des Prozentanteils tödlich verlaufender Unfälle in den einzelnen Fahrzeugkategorien zeigt.

Fahrzeugtyp	Prozentanteil tödl. Unfälle
Straßenbahnen	33,3%
Lastkraftwagen, Busse	20,8%
Personenkraftwagen	12,3%
Radfahrer	8,5%
Krafträder	5,7%

Der hohe Anteil tödlich verlaufender Unfälle nach Kollisionen des Fußgängers mit Straßenbahnen und Lastkraftwagen wird durch die festen Strukturen dieser Fahrzeuge, vor allem im Bereich der Kopfanprallpunkte, bestimmt. Bemerkenswert ist der hohe Anteil tödlich verlaufender Unfälle bei der harmlosesten Konstellation des Fußgängerunfalles, dem Zusammenstoß mit Radfahrern. Das Bild der letalen Verläufe dieses Unfalltyps unterscheidet sich jedoch deutlich von dem anderer Fahrzeugkategorien; nicht die direkte Unfallverletzung, sondern mittelbare Unfallfolgen oder mitwirkende unfallfremde Faktoren bestimmen hier fast ausschließlich den Verlauf. Die Mehrzahl der Personen, die durch Zusammenstöße mit Radfahrern überhaupt in einen behandlungsbedürftigen Zustand geraten, sind alte, gebrechliche Menschen, die oft schon durch einfaches Hinfallen nach harmlosen Stößen Verletzungen erleiden, die mittelbar das Leben bedrohen.

Die Todesursachen sind nicht einheitlich. In den meisten Fällen der 260 nach dem Unfall Verstorbenen steht der Tod mit der Verletzung in direktem ursächlichen Zusammen-

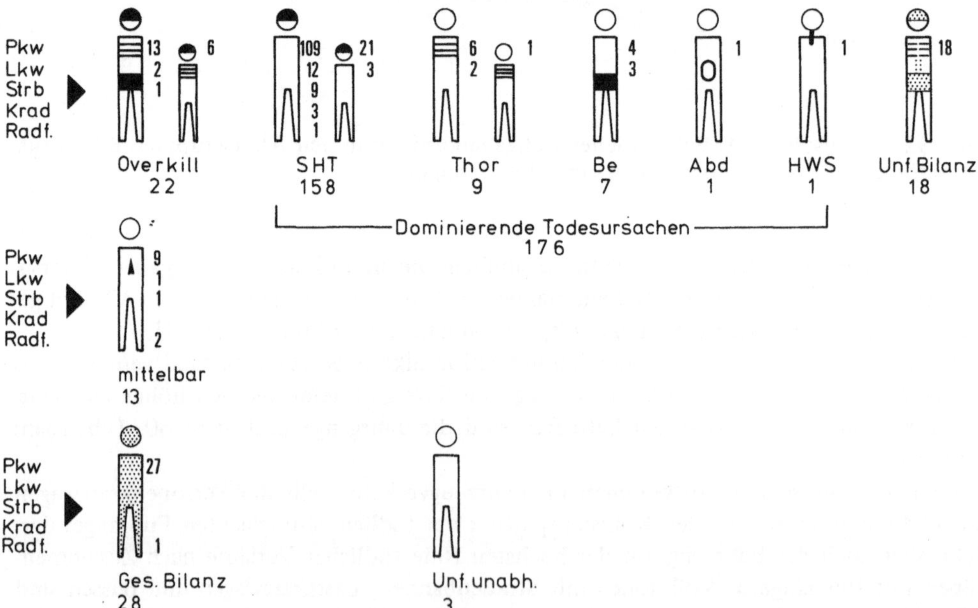

Abb. 33. Differenzierte Darstellung der Todesursachen (n = 260), Erw. 229, Kind. 31. *Obere Reihe:* Direkter Unfalltod (216 = 83,1% der Toten) mit den Untergruppen: Overkill (22), dominierende Todesursachen (176), Unfallbilanztod (18). *Mittlere Reihe:* Mittelbarer Unfalltod (13 = 5% der Toten). *Untere Reihe:* Gesamtbilanz – bzw. unfallunabhängiger Tod (31 = 11,9%)

hang. Bei einigen Verstorbenen jedoch ergibt sich erst aus dem Zusammenwirken der Verletzungen mit unfallunabhängigen Faktoren die tödliche Gesamtbilanz. Als resistenzminderndes Moment spielt vor allem die mit hohem Lebensalter verbundene Verschlechterung der allgemeinen Verfassung eine Rolle (Abb. 33).

Die Analyse der tödlichen Verläufe ergibt nach Abwägung aller Umstände, die in dem jeweiligen Einzelfall für den Tod maßgeblich waren, folgendes differenziertes Bild der Todesursachen:

1. Direkter Unfalltod 216 (83,1% der Getöteten, 10,8% der Gesamtunfälle).
Diese Fußgänger wurden direkt und unmittelbar durch Unfallverletzungen getötet. Die Gruppe enthält zwar eine größere Zahl älterer Menschen in reduziertem Allgemeinzustand, jedoch könnte nur in 28 der 216 Fälle erwogen werden, ob der Verletzungszustand von einem jungen Menschen in bester Verfassung hätte überlebt werden können, in 198 Fällen ist der Verletzungszustand als tödlich für einen Betroffenen jeden Alters und jeder Konstitution anzusehen. Innerhalb dieser Kategorie direkt Getöteter zeichnen sich drei Gruppen mit gemeinsamen Merkmalen ab:

a) Dominierende Todesursachen 176 (67,7% der Toten, 8,8% der Gesamtunfälle): Bei etwa zwei Dritteln der nach dem Unfall Verstorbenen dominiert die isolierte oder mit anderen Verletzungen kombinierte Verletzung einer Körperregion eindeutig als Todesursache. Absolut im Vordergrund steht hier mit 158 Fällen das schwere Schädelhirntrauma. Demgegenüber waren schwere Thoraxverletzungen nur in 9 Fällen, schwere Beckenverletzungen nur in 7 Fällen für den letalen Verlauf maßgebend. Nur ein Verunglückter verstarb an einer Abdominalverletzung.

b) Overkill 22 (8,5% der Toten, 1,1% der Gesamtunfälle). Der waffentechnische Terminus ist geeignet, kurz und zutreffend einen Verletzungszustand zu kennzeichnen, dessen Merkmal die gleichzeitig tödliche Verletzung mehrerer Körperregionen ist. Sowohl bei Erwachsenen als auch bei Kindern stehen hierbei Kombinationen schwerer Schädelhirnverletzungen mit schweren Verletzungen der Rumpfregionen Thorax und Becken im Vordergrund, die den Verletzungszuständen insgesamt ein spezifisches Bild geben. Kollidierendes Fahrzeug ist in 19 Fällen der Pkw (Abb. 34).

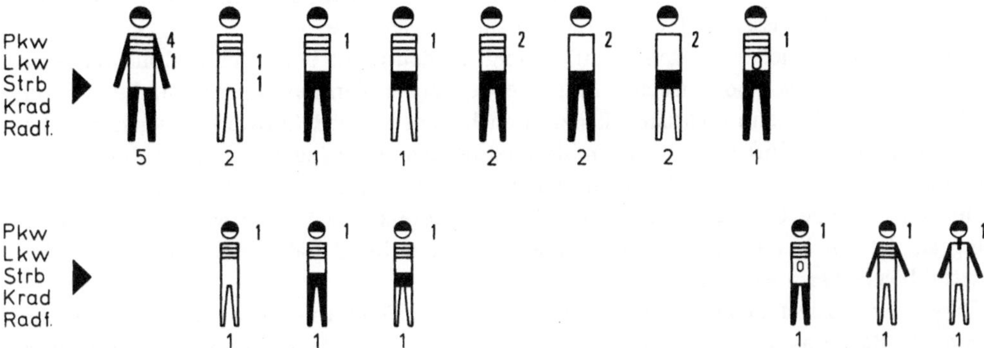

Abb. 34. Verletzungskombinationen bei tödlichem Verletzungszustand mehrerer Körperregionen (Overkill)

c) Unfallbilanztod 18 (6,9% der Toten, 0,9% der Gesamtunfälle). Gemeinsames Merkmal dieser Gruppe ist ein schwerer, komplexer Verletzungszustand, in dem jedoch keine der Einzelkomponenten allein als tödlich angesehen werden kann, vielmehr erst das Zusammenwirken der Einzelverletzungen die tödliche Bilanz ergibt. Überwiegend sind Menschen jenseits des 50. Lebensjahres betroffen, und man könnte in einigen Fällen die Mitwirkung einer altersbedingt reduzierten Belastbarkeit und die Überlebbarkeit des Verletzungszustandes mit der größeren vitalen Kraft des jüngeren Menschen erwägen. In jedem dieser Fälle liegt jedoch ein Allgemeinzustand vor, der ohne Unfallverletzung ein Weiterleben auf nicht absehbare Zeit hätte erwarten lassen. Damit sind diese Verletzten den direkt durch Unfallfolgen Getöteten zuzurechnen.

2. Tod durch mittelbare Unfallfolgen 13 (5% der Verstorbenen, 0,7% der Gesamtunfälle). Die Verletzten dieser Gruppe verstarben infolge tödlicher Komplikationen primär nicht lebensgefährlicher Verletzungen. In den meisten dieser Fälle war die Komplikation durch einen altersbedingt reduzierten Kräftezustand vorprogrammiert. Dementsprechend stehen typische Immobilisationskomplikationen im Vordergrund. Drei Verletzte verstarben im Delirium tremens, eine typische Kompliaktion gerade des verunglückten Fußgängers. Bei keiner anderen Kategorie von Verkehrsteilnehmern ist ein Alkoholentzugsdelir so häufig wie bei verunglückten Fußgängern.

3. Gesamtbilanztod 28 (10,8% der Verstorbenen, 1,4% der Gesamtunfälle). Etwa 11% der Verstorbenen waren Personen, die aufgrund eines stark reduzierten Allgemeinzustandes infolge hohen Alters oder Erkrankungen einen bei durchschnittlichem Kräftezustand nicht lebensgefährlichen Verletzungszustand nicht überwanden. Diese Verletzten wären wahrscheinlich auch ohne Traumatisierung in absehbarer Zeit verstorben. Einige dieser Fälle liegen bereits im Grenzbereich zum unfallunabhängigen Tod, bei dem die Verletzung nur noch den Anlaß des Ablebens darstellt.

4. Unfallunabhängiger Tod 3 (1,1% der Toten, 0,1% der Gesamtunfälle). In diesen Fällen steht der Tod mit den erlittenen Unfallverletzungen nicht in ursächlichem Zusammenhang.

Zusammengefaßt ergibt die differenzierte Bewertung der Todesursachen nach dem Unfall verstorbener Fußgänger, daß etwa 83% direkt und 5% mittelbar den Unfallfolgen erliegen, während 12% sich in einem Allgemeinzustand befinden, der den Tod in absehbarer Zeit hätte erwarten lassen und dessen Eintritt stark begünstigte.

Die Analyse tödlicher Fußgängerunfälle zeigt eindeutig die überragende Rolle der Schädelhirnverletzung als Todesursache. Einschließlich der in den Sektionen: Unfallbilanztod, mittelbarer Unfalltod und Gesamtbilanztod enthaltenen Schädelhirnverletzungen liegt bei 217 der insgesamt 260 nach dem Unfall verstorbenen Fußgänger ein Schädelhirntrauma vor. Es stellt in 180 Fällen (69,2% der Toten) die alleinige oder konkurrierende Todesursache dar (Gruppe Overkill und dominierende Todesursachen). Eine wesentliche Mitwirkung am letalen Verlauf muß dem Schädelhirntrauma in 13 Fällen der Gruppe Unfallbilanztod beigemessen werden.

Noch eindeutiger zeigt sich die Bedeutung des Schädelhirntraumas als Todesursache, wenn die Berechnung nur auf die Fußgänger bezogen wird, die direkt durch Unfallfolgen getötet wurden und nicht durch wesentliches oder überwiegendes Mitwirken unfallfremder Faktoren verstarben. Von den 216 direkt Getöteten (Overkill, dominierende Todesur-

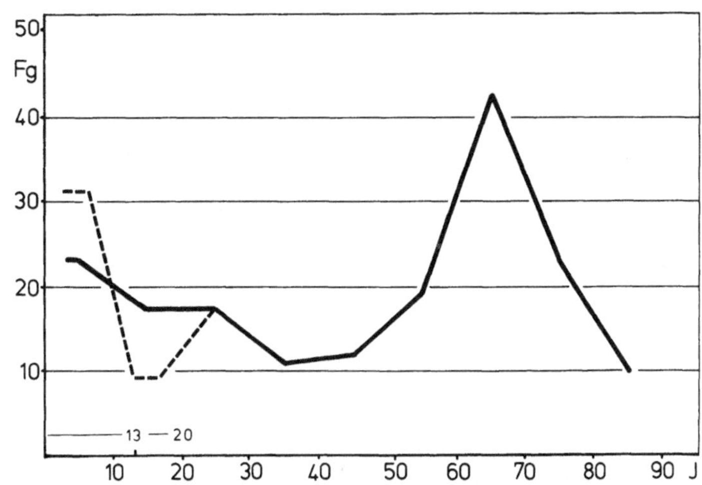

Abb. 35. Alterszusammensetzung der Fußgänger mit tödlichen Schädelhirnverletzungen

sachen, Unfallbilanztod) erlitten 198 Schädelhirntraumen, von denen 180 als nicht überlebbarer Verletzungszustand anzusehen sind. Das entspricht einer Tötungsrate durch Schädelhirntraumen bei den ausschließlich durch direkte Unfallfolgen getöteten Fußgängern von 83,3%. Bei fast allen tödlich verletzten Kindern (30 von 31 Fällen) liegen Schädelhirntraumen tödlichen Schweregrades vor, in 5 Fälllen (Overkill) kombiniert mit tödlichen Verletzungen einer Rumpfregion bzw. in einem Fall mit einer schweren Halswirbelsäulenverletzung.

Insgesamt jedoch liegt die Rate tödlicher Schädelhirnverletzungen bei Kindern niedriger als bei Erwachsenen. Auf die Gesamtzahl der als Fußgänger verunglückten Kinder bezogen beträgt der Anteil tödlicher Schädelhirntraumen 4%, gegenüber 12% tödlicher Schädelhirnverletzungen innerhalb des Gesamtkollektivs als Fußgänger verunglückter Erwachsener.

Die Alterszusammensetzung der Gruppe mit tödlichen Schädelhirntraumen zeigt, daß die Altersgruppe 60 bis 70 Jahre das größte absolute Kontingent stellt (Abb. 35).

Der Schweregrad der Schädelhirnverletzungen, die Fußgänger bei Straßenunfällen erleiden, wird durch das Verhältnis tödlicher Verletzungen zur Gesamtzahl der Schädelhirntraumen deutlich. Von den 750 Verletzten mit Schädelhirntraumen liegt bei 180 (=24%) eine Schädelhirnverletzung tödlichen Schweregrades vor. Bemerkenswert ist in diesem Zusammenhang die kurze Überlebensdauer der durch Schädelhirnverletzung getöteten Fußgänger. Etwa zwei Drittel (65,6%) dieser Verletzten verstarben noch am Unfalltag, 11,9% am darauffolgenden Tag. Innerhalb einer Woche waren 89% der Verunglückten verstorben, nur 5% der infolge eines Schädelhirntraumas Verstorbenen lebten länger als 14 Tage, z.T. mit apallischen Syndromen, die später in typischen Krisen zum Tode führten (Abb. 36). In Abb. 37 ist der Gesamtverletzungsstatus der durch Schädelhirntraumen als dominierende Todesursache getöteten Fußgänger dargestellt. Relativ häufig (29%) liegt das tödliche Schädelhirntrauma als solitärer Verletzungszustand vor. In dieser Gruppe spielen neben dem dominierenden Pkw. auch andere Straßenfahrzeuge mit 28,9% als Kollisionspartner eine relativ große Rolle. Überwiegend aber (71%) liegt das tödliche Schädelhirntrauma in Verletzungskomplexen, von denen die Mehrzahl auf komplizierte Bewegungsabläufe während der Kollision hinweist. Im Vordergrund dieser komplexen Verletzungszustände

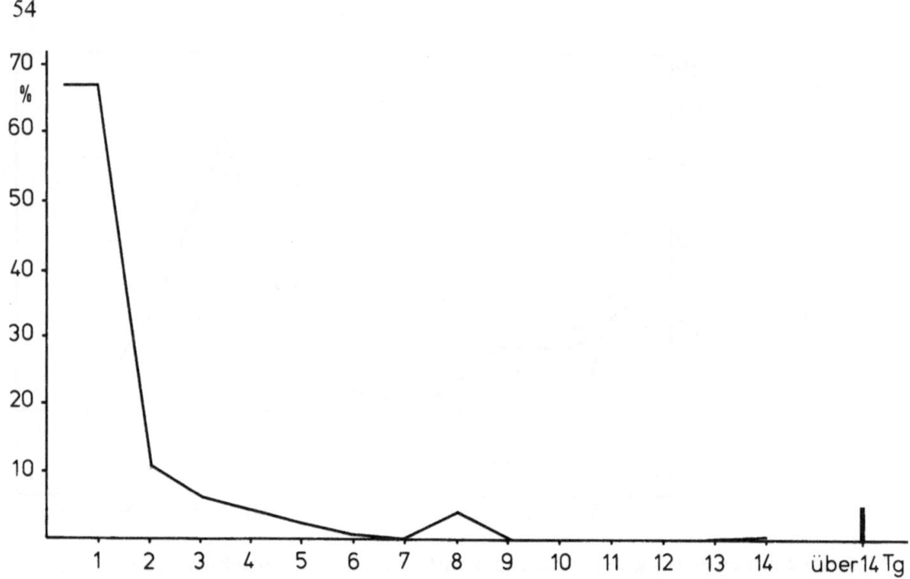

Abb. 36. Zeitpunkt des Todes bei Fußgängern, die infolge schwerer Schädelhirnverletzungen verstarben

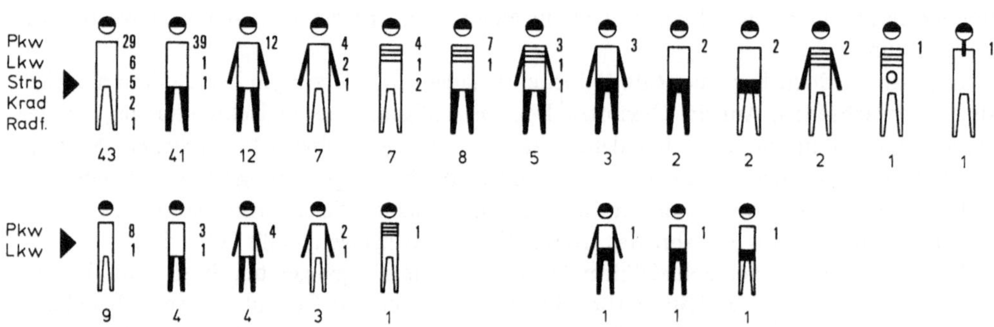

Abb. 37. Gesamtverletzungsstatus bei Fußgängern mit tödlichen Schädelhirntraumen

steht die Kombination des Schädelhirntraumas mit Beinfrakturen, die in 51,3% der Fälle vorliegt. Es ist das typische Verletzungsmuster nach Kollision des Fußgängers mit Personenkraftwagen, die in 93,2% dieser Fälle den Kollisionspartner darstellen.

Neben dem Schädelhirntrauma stellt die schwere Thoraxverletzung die zweithäufigste Todesursache dar. Einschließlich der Thoraxverletzungen in der Gruppe Overkill liegen bei den Verstorbenen insgesamt 26 (=10,8% der Toten) tödliche Thoraxverletzungen vor.

Insgesamt wurden bei 18 Fußgängern tödliche Beckenverletzungen verursacht, nur in einem Fall stellt eine Abdominalverletzung die alleinige Todesursache dar; zwei weitere Abdominalverletzungen wirkten in der Gruppe Unfallbilanztod am letalen Verlauf mit.

9 Krankenhausaufenthalt

Die Dauer des Krankenhausaufenthaltes der stationär behandelten Fußgänger beträgt unter
Berücksichtigung mehrerer Krankenhausaufenthalte (z.B. Wiederaufnahme zur Entfernung
von Osteosynthesematerial) im Gesamtdurchschnitt 6,3 Wochen, nur auf die Überlebenden
bezogen 7,3 Wochen. Die Behandlungsdauer liegt damit deutlich höher als der Gesamtdurchschnitt (sog. Verweildauer) aller in der Klinik behandelten Unfallverletzten (2,8
Wochen).

Abbildung 38 zeigt, daß sich vier Wochen nach dem Unfall noch etwa die Hälfte der sta-
tionär Aufgenommenen in Krankenhausbehandlung befand, wobei für die Reduktion der
Zahl der hohe Anteil letaler Verläufe vor allem in den ersten 14 Tagen eine wesentliche
Rolle spielt (s. Abb. 38).

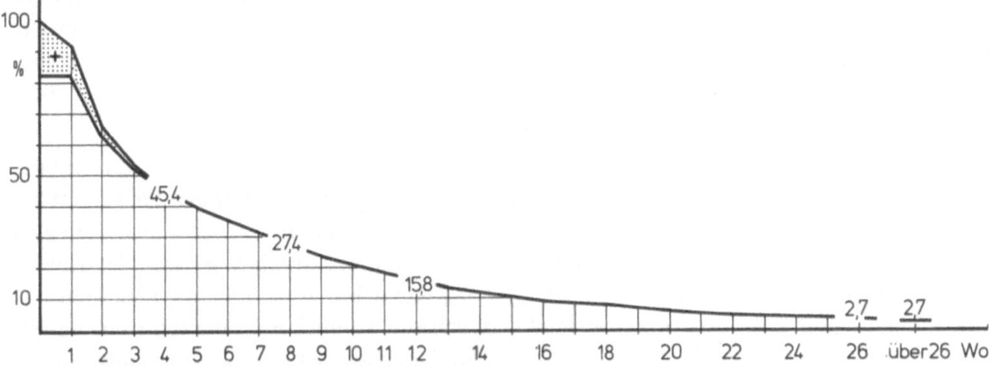

Abb. 38. Dauer der stationären Krankenhausbehandlung

10 Resümee

Es werden 2000 Fahrzeug-Fußgänger-Unfälle einer mittleren Großstadt mit durchschnittlichen Verkehrsbedingungen analysiert mit dem Ziel, das klinische Bild realer Unfälle einigen Ergebnissen der experimentellen und rechnerischen Unfallsimulationen gegenüberzu-
stellen. Eine eingehendere Differenzierung des traumatologischen Bildes in Abhängigkeit
von verschiedenen Unfallparametern (Kollisionsgeschwindigkeit, Bugform des Fahrzeuges.
Körperdaten des Fußgängers) bleibt einer späteren Untersuchung vorbehalten.

Die Untersuchung ergibt für die Unfallkategorie der Fahrzeug-Fußgänger-Kollision ein
insgesamt spezifisches Bild. Auch beim Fußgängerunfall führt eine bestimmte Unfallmechanik mit ähnlich wiederkehrenden Gewalteinwirkungen und Bewegungsabläufen zum gehäuften Auftreten bestimmter Verletzungen und zu typischen Verletzungskomplexen, die
weitgehend dem Bild entsprechen, das aufgrund der Ergebnissse experimenteller und rechnerischer Unfallsimulationen erwartet wird. Vor allem bei kombinierten Verletzungen
mehrerer Körperregionen (27% der Verletzten) ist der Bezug des Verletzungsstatus auf die

Unfallmechanik, speziell den mehrphasigen Bewegungsablauf des kollidierten Fußgängers, deutlich. Nicht selten markiert aber auch die Form des Lokalbefundes den Verletzungszustand als Fußgängerverletzung, z.B. bestimmte Formen komplexer Beckenverletzungen oder bilaterale Kombinationen typischer Beinfrakturen.

Im Mittelpunkt der Traumatologie des Fußgängerunfalles steht die Schädelhirnverletzung (37,5% der Verletzten). Sie ist gekennzeichnet durch einen großen Anteil schwerer Verletzungszustände und eine hohe Rate von Schädelfrakturen. Die Kombination: Schädelhirntrauma-Beinfrakturen stellt das dominierende Grundmuster komplexer Verletzungszustände dar (14,5% der Verletzten).

Ganz wesentliche Ansatzpunkte für eine Verbesserung der Unfallbilanz des Fußgängers liegen beim Fußgänger selbst. Es ist merkwürdig, wie wenig Beachtung bei Fußgängerunfällen das Problem verminderter Verkehrstüchtigkeit durch Alkoholeinfluß findet. Insbesondere den mittleren männlichen Jahrgängen beschert der hohe Anteil durch Alkohol im Verkehr Verunsicherter einen hohen Unfallpegel: Im Gesamtkollektiv erwachsener männlicher Fußgänger ab 18 Jahren standen 36,6% der Verunglückten zum Unfallzeitpunkt unter Alkoholeinfluß. Noch gravierender sind die Zahlen bei den Toten: 45,5% der tödlichen verunglückten männlichen Fußgänger ab 18 Jahre waren zum Unfallzeitpunkt alkoholisiert, in den rüstigen Mannesjahren 18 bis 60 sogar 64,3%.

Sicher ist auch die Situation der Kinder im Straßenverkehr zu verbessern, vor allem die der besonders unfallgefährdeten Schulanfänger, denn die Fußgängerunfälle der Kinder resultieren nicht nur aus der Eigenart der kindlichen Physiologie und Psychologie, zum großen Teil sind sie einfach nur Folge mangelhaften verkehrstechnischen Wissens der Kinder aufgrund unzureichender Schulung. Auch der Kraftfahrer bringt dem Kind im Verkehr nur wenig Verständnis entgegen, Kenntnisse über spezifisch kindliches Verhalten sind ihm im Fahrschulunterricht kaum beigebracht worden und bleiben, abgesehen von einigen oberflächlichen Erfahrungen, während der gesamten Fahrpraxis dürftig.

Nicht viel besser ist es bestellt um das Wissen des Kraftfahrers über die körperliche und psychische Verfassung alter Menschen, aus der oft unverständlich konträre Verhaltensweisen resultieren, die den im Verkehr erforderlichen verständigenden Kontakt unterbrechen.

Bei allen Verletzungszuständen tritt die erhöhte Verletzlichkeit alter Menschen infolge Reduzierung der körperlichen Verfassung in Erscheinung. Mit ansteigendem Lebensalter nehmen Verletzungsausmaß und Schweregrad der verschiedenen Verletzungszustände deutlich zu, auch die quoad vitam Prognose des Fußgängerunfalles verschlechtert sich rapide. Während in den Altersgruppen bis zum 40. Lebensjahr der Anteil tödlicher Unfälle unter 10% liegt, steigt er nach dem 50. Lebensjahr steil an, im Altersbereich 60 bis 80 Jahre verlaufen fast ein Drittel der Unfälle tödlich, wobei mit zunehmendem Alter weniger die direkten Unfallfolgen, als vielmehr eine negative Gesamtbilanz mit erheblichem Gewicht unfallfremder Faktoren oder mittelbare Unfallfolgen den letalen Verlauf bestimmen.

Die Analyse der Todesursachen ergibt folgendes Bild: Etwa 83% der nach dem Unfall Verstorbenen wurden direkt durch Unfallverletzungen getötet, entweder durch tödliche Verletzung einer oder mehrerer Körperregionen oder eine tödliche Verletzungsbilanz, 5% der Toten erlagen tödlichen Komplikationen primär nicht lebensgefährlicher Verletzungen Aufgrund der besonderen Alterszusammensetzung befanden sich 12% der nach dem Unfall verstorbenen verunglückten Fußgänger in einem so schlechten Kräftezustand, daß sie primär nicht lebensgefährliche Verletzungszustände nicht überwanden, der letale Verlauf wurde überwiegend durch unfallfremde Faktoren bestimmt oder stand mit den erlittenen Verletzungen nicht mehr in ursächlichem Zusammenhang.

Insbesondere bei den Toten wird die dominierende Rolle des Schädelhirntraumas deutlich. Bei 69.2% der Verstorbenen stellt eine Schädelhirnverletzung die alleinige oder konkurrierende Todesursache dar. Noch eindrucksvoller zeigt sich die Bedeutung des Schädelhirntraumas, wenn die Berechnung nur auf Fußgänger bezogen wird, die direkt durch Unfallfolgen getötet wurden, ohne wesentliche Mitwirkung unfallfremder Faktoren. Bei dieser Gruppe direkt Getöteter beträgt die Tötungsrate durch Schädelhirntraumen 83,3%.

Gegenüber dem Schädelhirntrauma treten die Verletzungen anderer Körperregionen als Todesursache in den Hintergrund.

Literatur

1. Amtmann, E.: Distribution of Breaking Strength in the Human Femur Shaft. J. Biomech. *1*, 272 (1968)
2. Appel, H., Stürtz, G., Gotzen, L.: Einfluß von Kollisionsgeschwindigkeit und Fahrzeugparameter auf die Verletzungsschwere bei Fußgängerunfällen. FISITA XVI. Kongr., Tokyo, Japan
3. Clayton, A.B.: Zit. n. Med. Trib. *51*, 39 (1977)
4. Danner, M.: Nature and Extent of Injuries to Pedestrians. Rep. 4. ESV-Conf. Koyoto, Japan
5. Fiala, E.: Zur Verletzungsmechanik bei Fußgängerunfällen. H. Unfallheilkunde *98*, 31 (1969)
6. Gadd, C.W.: Use of Weighted Impulse Criterion for Estimating Injury Hazard. Proc. 10th Stapp Car Crash Conf., New York, 1966
7. Grayson, G.B.: The Hampshire Child Pedestrian Accident Study. Transp. and Road Research Laboratory, Rep. *668*, 13 (1975)
8. Howarth, C.J., Routledge, D.A., Repetto-Wright, R.: An Analysis of Road Accidents Involving Child Pedestrians. Ergonomics *17*, 319 (1974)
9. Kamiyama, S., Käppner, R., Schmidt, G.: Verletzungskombinationen bei tödlichen Verkehrsunfällen. Mschr. Unfallheilkunde *74*, 10 (1971)
10. Katayama, K., Shimada, T.: Analysis of Behavior of Pedestrians in Collision-Mathematical Analysis. Bull. SAE *4*, 173 (1972)
11. Kramer, M.: Pedestrian Vehicle Accident Simulation through Dummy Tests. Proc. 19th Stapp Car Crash Conf., San Diego, Calif. 1975
12. Kramer, M.: Verletzungsindex bei unfallähnlicher Traumatisierung von Brustkorb und Unterschenkeln. Unfallheilkunde *79*, 61 (1976)
13. Kramer, M., Burow, K.: Verletzungsgrenzen der Unterschenkel unter stoßartiger Belastung. Z. Verkehrssicherheit *20*, 239 (1974)
14. Kühnel, A., Rau, H.: Der Zusammenstoß Fahrzeug-Fußgänger unter Berücksichtigung der Eigenbewegungen des Fußgängers. D. Verkehhrsunfall *12*, 3–11, 25–27 (1974)
15. Kühnel, A., Wanderer,U., Otte, D.: Ein Vergleich von realen mit nachgefahrenen Fußgängerunfällen. Proc. 2nd IRCOBI Conf., Birmingham, England, 1975
16. Mackay, G.M.: Some Features of Traffic Accidents. Brit. med. J. *1969 IV*, 799
17. Mackay, G.M., De Fonseka, C.P.: Some Aspects of Traffic Injury in Urban Road Accidents. SAE Paper 670910, 1967
18. Mackay, G.M.: Automobile Design and Pedestrian Safety. Int. Rd.Saf.Traff.Rev. *3*, 20 (1965)
19. Mc Lean, A.J., Mackay, G.M.: The Exterior Collision. SAE Paper 700434
20. Matsumoto, R., Kawaguchi, T., Suzuki, N.: Present Status of Research on Pedestrian Protection. Soc. Automot. Engrs. Japan *29*, 909 (1975)
21. Poigenfürst, J.: Beckenbrüche. In: Nigst, Spezielle Fraktur- und Luxationslehre. Stuttgart: Thieme 1972

22. Polizeidirektion Braunschweig: Verkehrsunfallstatistik.
23. Rehn, J.: Unfallverletzungen bei Kindern. Berlin-Heidelberg-New York: Springer 1974
24. Severy, D.M., Brink, H.M.: Auto Pedestrian Collision Experiments. SAE-Transactions 75 (1967)
25. Slibar, A.: Zur Analyse der Kollision Fußgänger-Personenkraftwagen. D. Verkehrsunfall *14*, 57-59, 62-64 (1976)
26. Statistisches Bundesamt: Verkehrsunfallstatistik
27. Stürtz, G., Suren, E.G., Gotzen, L., Behrens, E., Richter, K.: Kopfverletzungen und Todesursachen äußerer Verkehrsteilnehmer. D. Verkehrsunfall *14*, 33 (1976)
28. Stürtz, G., Suren, E.G., Gotzen, L., Richter, K.: Analyse von Bewegungsablauf, Verletzungsursache, Verletzungsschwere, Verletzungsfolgen bei Fußgängerunfällen mit Kindern durch Unfallforschung am Unfallort. D. Verkehrsunfall *H 2*, 29 (1975)
29. Taneda, K.M., Kondo, M., Higuchi, H.: Experiments of Passenger Car and Pedestrian Dummy Collision. Proc. 1st IRCOBI Conf., Amsterdam, 1973. Lyon Onser 73 (1973)
30. Tarriere, C., Stcherbatcheff, G., Duclos, P.: Reconstitutions experimentales d'Impact Tete Vehicle des Pietons Accidentes. Proc. 2nd IRCOBI Conf. Birmingham, England, 1975
31. Voigt, G.E.: Untersuchung zur Mechanik der Beckenfrakturen und -luxationen, H. Unfallheilkunde 85 (1965)
32. Wanderer, U.N., Weber, H.M.: First Results of Exact Accident Data Acquisition on Scene. 3rd Internat. Conf. Occupant Protection, Troy Mich. 1974. SAE Paper 740568, 1974
33. Wolff, C.: Rechnerische und experimentelle Untersuchungen zur Verminderung der Verletzungsschwere bei Kraftfahrzeug-Fußgänger Unfällen. Inaug. Diss. Technische Universität Braunschweig 1977

Sachregister

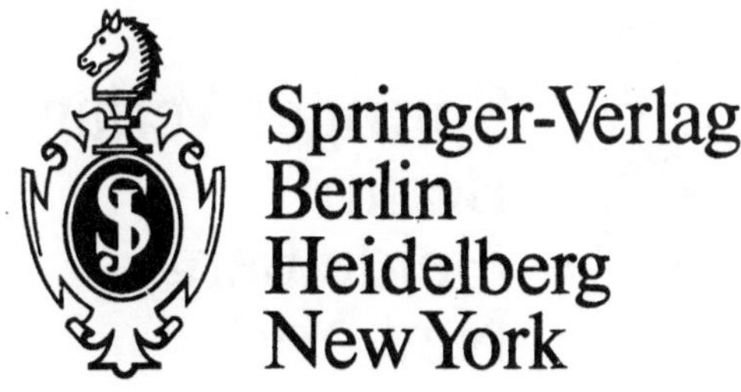

Springer-Verlag
Berlin
Heidelberg
New York

Die Frakturenbehandlung bei Kindern und Jugendlichen

Herausgeber: B. G. Weller, C. Brunner, F. Freuler

Unter Mitarbeit von P. Berruex, R. Blatter, A. Boitzy, C. Brunner, J. Cehner, F. Freuler, F. Kern, R. Liechti, F. Magerl, R. Marti, P. Mehmann, R. Morger, G. Müller, D. Pelet, U. Saxer, R. Schenk, F. Schönenberger, G. Segmüller, K. G. Stühmer, F. Süssenbach, F. Waidelich, B. G. Weber, H. Zimmermann, K. Zöch

1978. 462 Abbildungen, 27 Tabellen. X, 414 Seiten
Gebunden DM 278,–; US $ 152.90
ISBN 3-540-08299-9

Englische Ausgabe in Vorbereitung

Das Buch schließt eine Lücke in der deutschsprachigen Literatur über Knochenbrüche bei Kindern und Jugendlichen. Es beschreibt die Pathophysiologie der kindlichen Fraktur, die sich von der des Erwachsenen unterscheidet, und die daraus resultierenden Behandlungsmethoden. Es informiert über Teilfragen, über alle vorkommenden Knochenbrüche, gibt genaue Behandlungsanweisungen und legt Einzelergebnisse und Statistiken vor. Es repräsentiert die „St. Galler Schule".
Die Erfahrungen der Klinik für Orthopädische Chirurgie des Kantonsspitals St. Gallen werden durch die einschlägige Literatur ergänzt. Dadurch entsteht eine umfassende Abhandlung über die Kinder-Traumatologie. Dieses Gebiet steht bisher etwas im Schatten der Erwachsenen-Traumatologie, verdient jedoch, bei der heutigen Gefährdung der Kinder beim Sport, im Verkehr etc. besondere Aufmerksamkeit.

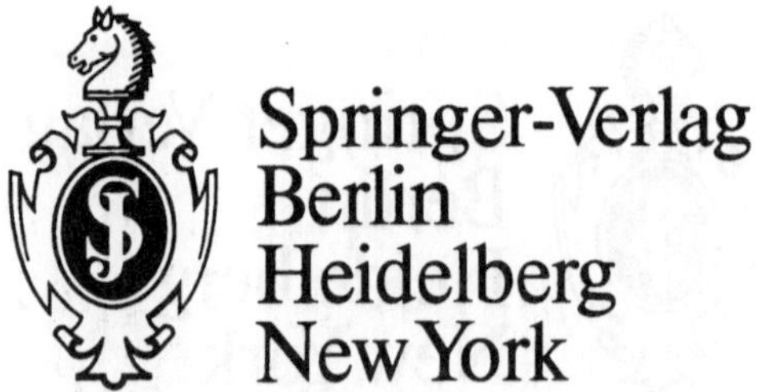

Springer-Verlag
Berlin
Heidelberg
New York

M. List

Krankengymnastische Behandlungen in der Traumatologie

Mit einem Geleitwort von S. Weller

1978. 83 Abbildungen. XII, 159 Seiten
DM 35,–; US $ 19.30
Mengenpreis:
Ab 20 Ex. 20% Nachlaß pro Exemplar
ISBN 3-540-08802-4

Inhaltsübersicht: Allgemeine Richtlinien krankengymnastischer Behandlung in der Unfallchirurgie. – Grundzüge der prä- und postoperativen krankengymnastischen Behandlung. – Krankengymnastische Behandlung beim Sudeck'schen Syndrom: von Sehnen-, Band- und Muskelverletzungen; nach Wirbelfrakturen; nach Frakturen und Luxationen im Bereich des Schultergelenkes; nach Oberarmschaftfrakturen; der ellenbogennahen Frakturen und der Ellenbogenluxation; nach Unterarmfraktur und distaler Radiusfraktur; in der Handchirurgie; der Beckenfrakturen; nach Frakturen und Luxationen im Bereich des Hüftgelenkes; nach Frakturen und Luxationen des Femur; der Schenkelhalsfraktur, der Oberschenkelfraktur; nach Frakturen und Verletzungen im Bereich des Kniegelenkes; nach Unterschenkelfrakturen; von Frakturen und Luxationen im Bereich des Sprunggelenkes; nach Frakturen im Bereich des Fußes; nach Amputationen an der unteren Extremität. – Sachverzeichnis.

Die krankengymnastische Behandlung stellt eine wesentliche Förderung rehabilitiver Maßnahmen im Therapiekonzept posttraumatischer Schäden dar. Die bisher vorhandene Literatur behandelt dieses wichtige Fachgebiet nur lückenhaft. Es mußte daher eine umso notwendigere Aufgabe sein, für Ausbildung und Praxis einer geschlossenen Abhandlung den Erfordernissen im Umfeld einer modernen Unfallchirurgie nachzukommen. Die Monographie vermittelt krankengymnastische Behandlungsrichtlinien aufgrund langjähriger Erfahrungswerte. Sie gibt Grundlagen für den krankengymnastischen Unterricht ebenso klar wieder wie wesentliche Orientierungshilfen für Traumatologen und Orthopäden.

Preisänderungen vorbehalten